U0289247

临床麻醉实践探索

王 浩 著

汕頭大學出版社

图书在版编目（CIP）数据

临床麻醉实践探索／王浩著．--汕头：汕头大学
出版社,2023.12
ISBN 978-7-5658-5205-3

Ⅰ．①临… Ⅱ．①王… Ⅲ．①麻醉学 Ⅳ．①R614

中国国家版本馆 CIP 数据核字（2024）第 004142 号

临床麻醉实践探索

LINCHUNG MAZUI SHIJIAN TANSHUO

作　　者：王　浩
责任编辑：陈　莹
责任技编：黄东生
封面设计：钟晓图
出版发行：汕头大学出版社
　　　　　广东省汕头市大学路 243 号汕头大学校园内　　邮政编码：515063
电　　话：0754-82904613
印　　刷：廊坊市海涛印刷有限公司
开　　本：710 mm×1000 mm　1/16
印　　张：8.5
字　　数：200 千字
版　　次：2023 年 12 月第 1 版
印　　次：2024 年 7 月第 1 次印刷
定　　价：88.00 元
ISBN 978-7-5658-5205-3

版权所有，翻版必究

如发现印装质量问题，请与承印厂联系退换

目　录

第一章　麻醉学概论

第一节　概　述

麻醉一词来源于希腊文，其原意是感觉丧失，即指应用药物或其他方法使病人整体或局部暂时失去感觉，从而消除手术时的疼痛。

19世纪40年代，乙醚麻醉成功应用于手术患者，揭开了近代麻醉学的序幕。由于社会和医学科学发展的推动，以及学科间的互相交叉、渗透与支撑，麻醉科医师追求的目标与内涵也与时俱进。因此，现今麻醉科医师的任务不仅是为手术顺利进行提供镇静、无痛、肌松及合理控制应激等必需条件，更要对围术期患者生命功能进行监测、调节与控制，维护重要脏器功能，确保患者在术后顺利康复。麻醉科的工作已从手术室内拓展到手术室外，包括门诊和病房；其时间跨度也延伸到围术期，除术中外，还包括术前和术后；其内涵包括一切与患者安全、生存质量有关的领域；不仅有专业技术，更有系统的专业理论。因此，现代麻醉学已是一门研究临床麻醉、生命功能监控、重症监测治疗和疼痛学诊疗的科学。虽然目前疼痛学与重症医学已发展成为一个新的专业，但这两个专业均具有明显的多学科性，与麻醉学的联系更是源远流长、难以分割。因此，疼痛诊疗及围术期重症监测治疗既是麻醉科的责任，更是麻醉学的一个重要组成部分。

麻醉学是临床医学的一个重要学科，现代麻醉学的理论和技术是随着基础医学、临床医学和医学生物工程等现代科学技术综合发展而形成的，它主要包括临床麻醉、重症治疗、急救复苏和疼痛治疗四个部分，其中临床麻醉是现代麻醉学的主要部分。在围术期，麻醉医师使用各种监测技术最为频繁，尤其是对呼吸、循环及中枢神经系统功能的监测；对呼吸道的控制和呼吸管理最为熟悉，包括呼吸模式的观察、人工呼吸、机械通气等；术中经常进行大量、快速输液、输血，使用多种血管活性药物及其他强效、速效药物。麻醉学的理论和技术，包括术前对病人的评估、人工气道的建立、器官功能的监测、心肺复苏和疼痛治疗等，不仅应用于手术中，而且广泛应用于手术室以外的诊疗工作中。对于临床医学生来说，无论将来从事何种专业，都可以应用麻醉学的基本理论和操作技术来处理各种临床问题。因此，学好麻醉学不仅可以拓宽临床思路，还可在临床工作中增强发现问题、分析问题和解决问题的能力。

第二节　麻醉科的组织结构

麻醉学属于临床医学中重要的二级学科，麻醉科是医院中具有枢纽性的一级诊疗科室，麻醉科主任在院长领导下工作。麻醉科的工作任务包括临床医疗、教育与科研等方面。一个符合二级学科内涵的麻醉科应由麻醉科门诊、临床麻醉、ICU、疼痛诊疗和实验室等部门组成。麻醉科的建设虽应根据医院规模及其所承担的工作任务不同而有所区别，但各级医院均应努力按二级学科的内涵加以健全与提高。

一、临床医疗工作

（一）麻醉科门诊

随着医院管理工作的进步，特别是保证质量、提高效率和减轻患者负担，麻醉科门诊（或麻醉前评估中心）将日益成为医院门诊工作的重要组成部分。麻醉科门诊的主要工作内容如下。

（1）麻醉前检查、评估与准备。

为缩短患者的住院周期（床位周转率），保证麻醉前充分准备，凡拟接受择期手术的患者，在手术医师进行术前检查与准备的基础上，入院前应由麻醉科医师在麻醉科门诊按要求做进一步的检查与准备。其优点是：①患者入院后即可安排手术，甚至在当日即可安排手术，可显著缩短住院日期，提高床位周转率；②可避免因麻醉前检查不全面而延迟手术；③杜绝外科医师与麻醉科医师因对术前准备的意见不一致而发生矛盾；④患者入院前麻醉科已能了解到病情及麻醉处理的难度，便于恰当地安排麻醉工作。麻醉前检查、评估与准备工作目前均在病房进行，随着医院现代化进程的加速，有条件的医院应逐步将这一工作转移到门诊。

（2）对麻醉并发症的随访和诊疗。

麻醉后并发症由麻醉科医师亲自诊治是十分必要的。目前，麻醉并发症的诊治并不是由麻醉科医师负责，尤其是在患者出院后，麻醉科医师无机会对这些患者进行诊疗，疗效也不理想。随着麻醉科门诊的建立，将改变这种状况，对患者是有益的。

（3）麻醉前会诊或咨询。

（4）呼吸治疗、药物依赖戒断治疗（"戒毒"）等。

（5）疼痛诊疗可单独开设疼痛诊疗门诊或多学科疼痛诊疗中心，并可建立相应的病房。

（二）临床麻醉

临床麻醉的工作场所主要在手术室内，目前已拓展到手术室外，其发展迅速，已成为临床麻醉的一个重要分支。手术室外麻醉广义是指病房手术室外的麻醉处理，包括门诊手术。狭义是门诊（急诊）及病房手术室外的麻醉、镇痛与镇静，包括介入治疗、内镜检查及各科无痛治疗等。在规模较大、条件较好的麻醉科，还应建立临床麻醉的分支学科（或称为亚科），如心血管外科、胸外科、脑外科、产科和小儿外科麻醉等，以培养专门人才，提高专科麻醉的医疗质量。

1. 临床麻醉的主要工作内容

（1）对患者进行术前检查、病情评估与准备。

（2）为手术顺利进行提供镇静、无痛、无不愉快记忆、肌松并合理控制应激反应等基本条件。

（3）提供完成手术所必需的特殊条件，如气管、支气管内插管，控制性降压，人工通气，低温及体外循环等。

（4）对手术患者的生命功能进行全面、连续、定量的监测，并调节与控制在正常或预期的范围内，以维护患者的生命安全。应当指出，对患者生命功能进行监测与调控已是临床麻醉的精髓所在。因此，麻醉科不仅必须配备有完备与先进的仪器及设备，更要不断提高麻醉科医师的知识、素质与能力，只有这样才能进行及时准确的判断与治疗。

（5）建立 PACU 并进行科学管理，预防并早期诊治各种并发症，确保患者术后顺利康复。

（6）积极创造条件，开展"手术室外麻醉"或"非住院患者的麻醉"，以方便患者、节约医疗资源。但要有准备地实施，实施前必须建立相应的规范与制度，以确保患者安全。

（7）开展术后镇痛工作，有条件的麻醉科应建立术后镇痛信息管理系统及信息资料数据库。

（8）建立麻醉科信息管理系统，强化科学管理，以提高医疗质量和工作效率。

2. 临床麻醉常用方法

临床麻醉的方法（技术）和药物虽然众多，根据麻醉药作用于神经系统的不同部位，可分为局部（区域）麻醉和全身麻醉两大类。

目前已较少使用单一的药物或单一的方法进行麻醉，临床上使用较多的是复合麻醉或称平衡麻醉和联合麻醉。复合麻醉系指同时使用两种或两种以上麻醉药和（或）辅助药物以达到麻醉的基本要求，以能减少单个药物的用量及副作用，例如使用镇静、麻醉镇痛与肌肉松弛药进行静脉复合全麻。联合麻醉系指同时使用两种或两种以上方法以达到麻醉的基本要求，以能取长补短、综合发挥各种方法的优越性，例如全身麻醉与硬膜外阻滞联合应用等。

（三）麻醉后苏醒室

麻醉后苏醒室是手术结束后继续观察病情，预防和处理麻醉后近期并发症，保障患者安全，提高医疗质量的重要场所。麻醉后苏醒室应配备有专门的护士与医师管理患者，待患者清醒、生命体征稳定后即可送回病房。麻醉后苏醒室可有效预防麻醉后早期并发症，杜绝恶性医疗事故，还可缩短患者在手术室停留时间，提高手术台利用率，是国际、国内成功而又成熟的经验。若患者病情不稳定，如呼吸、循环功能障碍者应及时送入 ICU。

（四）麻醉科 ICU

是指由麻醉科主管的 ICU，主要针对手术后患者，是围术期危重病诊治、保障重大手术安全、提高医疗质量的重要环节，是现代高水平、高效益医院的必然产物。ICU 的特点是：①配备有先进的设备以能对患者生命功能进行全面、连续和定量的监测；②具备早期诊断及先进的治疗设备与技术；③采用现代化管理，因而具有高工作效率和抢救成功率；④拥有一支训练有素的医疗护理队伍。

进入 ICU 的患者由麻醉科医师和手术医师共同负责，麻醉科医师的主要任务是：对患者进行全面、连续、定量的监测；维护患者的体液内稳态；支持循环、呼吸等功能的稳定；防治感染；早期诊治各种并发症及营养支持等。手术医师侧重于原发病和专科处理。待患者重要脏器功能基本稳定后即可转回原病室。

（五）疼痛诊疗

疼痛诊疗是麻醉科工作的重要组成部分。鉴于疼痛的多学科性及麻醉科的工作特性，麻醉科疼痛诊疗以急性疼痛诊疗为基础、慢性疼痛诊疗为特色。麻醉科疼痛诊疗的工作内容主要包括：术后止痛及急性疼痛的诊疗，慢性疼痛的诊疗，无痛诊疗乃至无痛医院是麻醉科的重任。在进行慢性疼痛诊疗时，应当强调疼痛诊疗的多学科性和临床诊断的重要性，因此，从事慢性疼痛诊疗医师必须有扎实的、相关科室的临床诊疗功底，必须具有麻醉科主治医师的资格再经专业培训后才能胜任。

二、科研工作

科学研究是麻醉科的重要工作内容，学科内涵建设要以临床为基础、科研为先导、教育为根本。科研工作要明确研究方向、制订计划、组织实施、定期总结。科研工作要特别注意两个问题，一是要树立"临床工作向前一步就是科研"的意识，即在日常工作中要做有心人，善于提出问题，注意选准主题，通过研究、创新去解决问题，要完善记录、积累资料，统计分析，并撰写论文。二是要努力使麻醉学研究从指标依赖性向思维依赖性发展，要从依赖指标切实转变到依赖思维，思维的核心是创新，思维的方式是"实践—理论—再实践"，要产、学、研相结合。这是提高临床医疗水平和麻醉科学术地位的重要途径。在有条件的医院麻醉科可成立麻醉学实验室或麻醉学研究室。麻醉科成立研究室（或实验室）时，麻醉科主任（或副主任）应兼任研究室（或实验室）主任。成立研究室（或实验室）时必须具备以下基本条件：

（1）要有学术水平较高，治学严谨，具有副教授或副主任医师以上职称的学科或学术带头人；

（2）形成相对稳定的研究方向并有相应的研究课题或经费；

（3）配备有开展研究所必需的专职实验室人员和仪器设备；

（4）要形成一支结构合理的人才队伍，主要包括研究骨干、研究人员、技术人员和管理人员。

第二章　手术患者术前病情评估与准备

　　手术患者术前病情评估是保障手术患者安全的重要环节。术前病情评估不仅对麻醉科医师，而且对手术科室医师都是至关重要的工作。其意义涉及保障患者麻醉和手术中的安全，以及减少围术期并发症的发生率和病死率。多数麻醉药对机体的重要生命器官和系统的功能，例如呼吸、心血管系统等都有非常明显的影响。麻醉药的治疗指数（半数致死量/半数有效量）仅为3~4。相比之下，大多数非麻醉药的治疗指数却是数百甚至数千。麻醉药这么窄的安全范围，说明了麻醉自身的风险性，然而更重要的方面是来自患者的病情和手术的复杂性，以及患者对麻醉和手术的承受能力。因此，麻醉的危险性、手术的复杂性和患者的承受能力是麻醉前病情评估的要点。

　　麻醉的诞生是外科学发展的里程碑，现代麻醉学的发展极大地推动和保障了外科学的进步。一个普通的外科手术患者可能会并存有严重的内科疾病，例如心脏病、高血压、糖尿病等。随着老龄化社会的到来，百岁老人做手术已不再是稀奇事。科学发展到今天，许多过去认为是手术的禁忌证，如今却因为能够改善器官功能而成为手术的适应证，如急性心肌梗死的患者做急诊冠状动脉搭桥术、晚期严重的慢性阻塞性肺疾病的患者做肺减容手术、终末期器官功能衰竭的患者行器官移植手术等、外科已几乎无手术禁忌证可言，然而面对这样的手术却给麻醉带来极大的风险和挑战。

　　手术患者术前病情评估与准备工作包括：①全面了解患者的全身健康情况和具体病情；②评估患者接受麻醉和手术的耐受性；③明确各脏器疾病和特殊病情的危险所在，术中可能会发生哪些并发症，需采取哪些防治措施；④选择麻醉前用药和麻醉方法，拟订具体麻醉实施方案和麻醉器械准备。

为了切实做好术前病情评估和准备工作，要求：①充分认识手术患者术前病情评估与准备的重要性；②了解麻醉前访视与检查的流程；③对麻醉前准备的特殊性有初步概念；④掌握麻醉前用药原则。

第一节　术前访视与术前病情评估门诊

一、麻醉科医师手术前访视

目前在国内，对大多数患者通常都是在手术日前一天，接到外科手术通知后，麻醉科医师进行手术前访视。对于高危和有特殊情况的患者，外科医师于手术日前几天请麻醉科医师会诊，必要时进行多学科术前讨论。因此，术前访视的时间受到患者基础疾病、手术种类以及医疗体制的影响。

麻醉科医师手术前访视的流程主要包括：复习病历，察看各项术前实验室检查，访视患者了解麻醉相关病史和进行各系统回顾，进行体格检查和对重要系统进行功能测试，最后对患者做出麻醉和手术风险评估和判断，制订出围术期麻醉计划。向患者和患者家属交代病情、麻醉方式和手术麻醉的风险以及必要的术前准备，如术前禁食等，并签署麻醉知情同意书。

为保证麻醉科医师的术前访视，外科医师需要在术前完成所有必要的准备和检查。患者入院后各项术前实验室检查一般需要 2~3 天才能回报，因此患者在手术前需要等待约一周时间，明显延长住院时间。

在国际上，随着日间手术的发展，快通道和缩短住院时间、平均住院天数，加强病房床位周转率等方面的需求，手术患者，即便是冠状动脉旁路移植术，往往是手术当天入院，入院后即手术，术后视病情和恢复情况决定留观或住院。这就使手术前评估的时机发生了很大变化，要求患者于手术前在门诊完成术前检查和评估。因此，麻醉科手术前病情评估门诊应运而生。手术前病情评估门诊的开展，使发达国家的普通外科手术平均住院天数减为 3~4 天、神经外科和心脏外科手术的平均住院天数为 6~8 天，等于在不增加投资或仅增加少量投资的情况下，增加了医疗资源。

二、麻醉科手术前病情评估门诊

麻醉科手术前病情评估门诊在我国仅在少数医院刚刚起步。麻醉科术前评估门诊的建立和工作是为了医院和医疗工作发展的需要，离不开医院和各学科的支持。外科医师对门诊就诊准备择期手术的患者，完成必要的常规检查和专科检查后，在决定入院前建议患者去麻醉科手术前病情评估门诊就诊。麻醉科门诊通常由资深的麻醉科医师负责，根据患者的病史、体格检查、化验和辅助检查等结果，对患者耐受麻醉的情况进行评估。对于化验和辅助检查不全的患者，针对其具体疾病要求进一步完善相关检查。对于并发症控制不理想的患者，建议到相关科室会诊，以调整治疗方式和药物剂量。最后向患者解释相关手术可能采取的麻醉方式。完成一份简单的术前病情评估病历或评估表，并列出该患者的主要问题。患者入院当天，负责麻醉的医师通过复习患者的术前病情评估病历或评估表，并询问患者一些基本情况，了解患者的具体病情，选择合适的麻醉方式和监测方法，以保证麻醉的安全性。

开设麻醉评估门诊除了减少住院时间、加快床位周转等作用外，更重要的是对伴有并发症的患者在术前进行系统全面的检查，使患者得到及时治疗和良好控制。患者入院后可以当天或尽快安排手术，避免因并发症控制不良，或术前检查结果不全而推迟手术，也提高了手术麻醉的安全性，美国圣路易斯华盛顿大学医院开设麻醉科术前病情评估门诊以来，已达到80%的择期手术患者都经过术前评估门诊，避免了因故而推迟手术的情况。此外，患者可以在住院前对麻醉有初步了解，以减少对麻醉的恐惧感和不必要的担心。

第二节　手术前病情评估的流程和方法

一、手术前病情评估的流程

（一）复习病历（史）

麻醉前病情评估首要的是从病历中获得足够的病史，主要包括外科疾病和手术情况，以及并存的内科疾病和治疗情况。

外科情况要了解外科疾病的诊断，手术的目的，部位、切口，切除脏器范围，手术难易程度，预计出血程度，手术需时长短和手术危险程度，以及是否需要专门的麻醉技术（如低温、控制性降压）等。

内科情况要了解患者的个人史，既往史，以往手术、麻醉史和治疗用药史。明确并存的内科疾病及严重程度，当前的治疗情况，近期的检查结果，是否需要进一步做有关的实验室检查和特殊的功能测定。必要时请有关专科医师会诊，协助评估有关器官功能状态，商讨进一步手术准备措施。

（二）分析各项术前检查和化验结果

择期手术患者通常要进行一系列常规的术前检查，但是哪些是术前必需或常规的检查与化验项目，目前并无统一定论和指南。通常入院患者在手术前完成血、尿、粪三大常规化验，出凝血时间，血生化（肝、肾功能）检查，心电图以及感染疾病方面的检查（如乙型病毒性肝炎、HIV 等）。对合并有内科疾病者，根据病情做进一步检查：胸部 X 线检查、肺功能测定、动脉血气分析、心功能测定，以及必要的专科检查和化验。其目的是帮助医务人员对患者的病情进行全面或充分的了解，以便做出正确的评估，降低影响麻醉管理的不利因素，增加手术和麻醉的安全性。

（三）术前访视和检查

麻醉科医师术前应访视患者，从麻醉科医师的角度进一步了解患者与麻醉可能相关的病史，并进行系统问诊和体检，往往可以获得十分重要的第一手资料，同时可以帮助患者了解有关麻醉的问题，消除紧张、焦虑情绪，建立良好的医患关系。如果患者是小儿，应重视帮助患儿及家长对手术麻醉做好心理上的准备。

体检主要是检查患者的生命体征，观察患者的全身情况。系统问诊的重点是心血管系统、呼吸系统、神经系统、凝血、肝功能、肾功能和内分泌系统。所有这些术前检查的最终目的是对患者做出麻醉和手术风险的判断。

（四）进行麻醉和手术风险判断

根据麻醉前访视的结果对手术、麻醉的风险进行综合分析。美国麻醉医师协会（American Society of Anesthesiologists，ASA）颁布的患者全身体格健康状况分级是目前临床麻醉较常采用的评估分级方法之一，其分级标准见表5-1。Ⅰ、Ⅱ级患者的麻醉耐受性一般均良好，麻醉经过平稳；Ⅲ级患者对接受麻醉存在一定的危险，麻醉前需尽可能做好充分准备，对麻醉中和麻醉后可能发生的并发症，要采取积极有效的预防措施；Ⅳ、Ⅴ级患者的麻醉危险性极大，充分、细致的麻醉前准备尤为重要。

表 5-1　ASA 麻醉病情评估分级

分级	标　准
Ⅰ级	无器质性疾病，发育、营养良好，能耐受麻醉和手术
Ⅱ级	心、肺、肝、肾等实质器官虽然有轻度病变，但代偿健全，能耐受一般麻醉和手术
Ⅲ级	心、肺、肝、肾等实质器官病变严重，功能减低，尚在代偿范围内，对麻醉和手术的耐受稍差

续　表

分级	标　准
Ⅳ级	上述实质器官病变严重，功能代偿不全，威胁着生命安全，施行麻醉和手术需冒很大风险
Ⅴ级	病情危重，随时有死亡的威胁，麻醉和手术非常危险

注：如系急症，在每级数字前标注"急"或"E（emergency）"字

（五）知情同意

知情同意是术前评估的必要内容，已经成为不可缺少的法律文书。向患者解释治疗或诊断性操作的副作用、危险性及并发症后，患者认可并签字，就获得了知情同意。其目的是向患者提供使其做出合理选择所需要的信息。解释麻醉计划和可能的并发症对于建立患者与医师之间的良好关系是非常重要的，并且可以预防以后可能发生的纠纷。某些情况下，只能由患者亲属或被授权人签署知情同意书。

二、手术前病情评估的方法

由患者亲属或被授权人签署知情同意书。

（一）总体评估方法

手术前病情评估既是科学也是艺术。经验丰富的麻醉科医师能迅速抓住一些要点，做出基本评估判断。包括患者的自身条件、全身情况、有无并发症及严重程度、重要的脏器功能和外科手术的复杂性等。

1. 患者的自身条件

随着我国已步入老龄化社会，患者的年龄成为重要的麻醉风险因素。患者实施的手术可能是一般手术，但是如果是一高龄患者，其麻醉的风险性较年轻者要

高得多。

2. 全身情况

这对判断患者对麻醉的耐受性非常重要，如精神状态、发育、营养、有无贫血、脱水、水肿、发绀、发热、过度消瘦或肥胖症等。

3. 并存疾病及器官功能

患者实施的可能是普通手术，但是如果并存一种或多种疾病，如合并有心脏病、糖尿病、慢性阻塞性肺疾病等，就会使麻醉的风险性增加。然而即便是高龄患者，又并存多种疾病，其对麻醉的耐受性主要取决于重要生命器官的功能状态，特别是心、肺功能的代偿与好坏。所以在系统评估中，重点是评估呼吸系统和心血管系统。

4. 外科手术的复杂性

这看似不属于患者的病情范畴，但却与病情息息相关。麻醉的风险性与手术大小并非完全一致，复杂的手术可使麻醉的风险性明显增加，而有时手术并不复杂，但患者的病情和并存疾病却为麻醉带来更多风险。手术复杂、手术时间长、出血量大等因素都显著增加患者麻醉和手术的风险性。然而，有的手术虽然复杂，但可以改善或恢复患者的器官功能，如冠状动脉搭桥术、肺减容术、器官移植术等，这无疑给术前病情评估带来了新的挑战。

（二）心血管风险的评估

对非心脏手术的患者要注意有无心血管方面的疾病，如先天性心脏病、心脏瓣膜病、冠状动脉硬化性心脏病、心肌病、大血管病，以及高血压和心律失常。与麻醉风险相关的主要是心功能状态，以及某些特别的危险因素，例如，稳定型心绞痛、近期（<6个月）心肌梗死、致命性心律失常等。术前心功能好往往反映患者有较强的代偿能力和对手术麻醉的承受能力。超声心动图检查除可以提供心内解剖结构的变化外，还可以评估心室功能。其中最重要的一个指标是心室射

血分数（EF），如 EF<50% 属中度危险患者，EF<25% 则为高度危险患者。

1. 床旁试验方法

麻醉科医师可以通过一些简易的床旁试验来判断患者当前的心肺储备能力：

（1）屏气试验：先让患者做数次深呼吸，然后在深吸气后屏住呼吸，记录其能屏住呼吸的时间。一般以屏气时间在 30 秒以上为正常；屏气时间短于 20 秒，可认为其心肺功能属显著不全。

（2）爬楼梯试验：患者能按自己的步伐不弯腰爬上三层楼，说明心肺储备能力尚好，围术期发病率和死亡率明显低。

（3）6 分钟步行试验：6 分钟步行试验是一种简便、易行、安全有效的方法，要求患者在走廊里尽可能行走，测定 6 分钟内步行的距离。6 分钟内，若步行距离 150 米，表明心衰程度严重，150~425 米之间为中度心衰，426~550 米之间为轻度心衰。6 分钟步行试验结果是独立的预测心衰致残率和病死率的因子，可用于评定患者心脏储备功能，评价药物治疗和康复治疗的疗效。

2. Goldman 心脏危险指数（cardiac risk index，CRI）

已在临床麻醉中应用达 40 年，虽然有些争论，但仍为评估围术期心脏风险性的依据，CRI 愈高其心脏危险性愈大。

3. 对冠心病患者的风险评估

对冠心病患者进行围术期风险评估通常基于三个基本要素：①患者存在的风险因素；②患者的功能状态；③手术存在的风险因素。应根据三者各自的风险程度，对患者围术期的风险性进行综合评估。

（1）患者存在的风险。①高危风险因素：新发心肌梗死（<6 周），不稳定心绞痛，心肌梗死后仍存在的心肌缺血，缺血性及充血性心力衰竭，严重心律失常，近 40 天内接受冠脉再血管化术等。高危患者只适合进行急诊或挽救患者生命的手术。②中危风险因素：近期发生心肌梗死（>6 周且<3 个月）而未遗留后

遗症或处于危险状态的心肌，在药物控制下的稳定型心绞痛（Ⅰ~Ⅱ级），既往发生过围术期缺血性事件，糖尿病，心脏射血分数低（EF<0.35），心力衰竭代偿期。③低危风险因素：年龄>70岁，高血压，左心室肥厚，6年内施行过冠状动脉旁路移植术（CABG）或经皮冠状动脉腔内成形术（PTCA）且未残留心肌缺血症状。

（2）患者的功能状态：通常以其对体力活动的耐受能力来评价。运动耐量试验是评估患者围术期风险的一个重要方法。蹬车运动试验中，低耐量运动（心率<100次/分）即产生心肌缺血者为高危患者；大运动量时（心率>130次/分）仍无缺血表现者为低危患者。不能持续走上两层楼梯者，术后发生心肺并发症者占89%。

（3）手术存在的风险：①高风险手术：器官移植手术，特别是心、肺、肝、胰的移植手术，主动脉和大血管手术以及外周血管手术，颅腔内大手术以及持续时间较长的手术（易致体内体液转移）等。②中度风险手术：头颈部手术、胸腔内或腹腔内手术、颈内动脉内膜切除术、矫形外科手术、前列腺手术等。③低风险手术：体表部位手术、乳腺手术、扁桃体切除、白内障手术等。

（三）呼吸功能的评估

1. 危险因素

术后肺部并发症在围术期死亡原因中仅次于心血管居第二位。其危险因素包括：①肺功能损害程度；②慢性肺部疾病，术后呼吸衰竭的危险性增加；③并存中至重度肺功能不全，行胸部和上腹部手术者；④$PaO_2 < 60$ mmHg，$PaCO_2 > 45$ mmHg 者；⑤有吸烟史；⑥有哮喘史；⑦有支气管肺部并发症。

2. 评估方法

（1）一般评估方法：可根据相关病史和体征排除有无呼吸道的急、慢性感染；有无哮喘病史，是否属于气道高反应性患者。对于并存有慢性阻塞性肺疾病

（COPD）的患者，术前需通过各项检查，如胸部影像学检查、肺功能试验、血气分析等，来评估患者的肺功能。

（2）肺功能的评估：术前对患者肺功能的评估十分重要，特别是原有呼吸系统疾病，或需进行较大手术，或手术本身可进一步损害肺功能者，肺功能评估显得更为重要。对肺功能的评估可为术前准备及术中、术后的呼吸管理提供可靠的依据。尽管现代检测肺功能的方法甚多且日益先进，但在常规测定中最重要的仍是一些最基本的指标。

对于有可能做全肺切除者最好能行健侧肺功能测定或分侧肺功能测定。动脉血气分析简单易行，可以了解患者的肺通气功能和换气功能。

（3）手术部位的影响：评估术后发生肺部并发症的危险时，手术部位十分重要。切口邻近膈肌时风险增加；上腹部手术和剖胸手术发生术后呼吸系统并发症的风险性最大，为10%~40%。上腹部手术后功能残气量和肺活量降低，可持续5~7天。非胸、腹部手术术后呼吸系统并发症相对较少。

此外，睡眠呼吸暂停综合征患者的围术期麻醉管理尤其是气道管理非常困难。睡眠呼吸暂停综合征的定义为睡眠期间反复发作的阻塞性呼吸暂停，伴有日间嗜睡，情绪改变，心肺功能改变。这种疾病非常常见，大约有2%~4%的中年人患有此疾病。睡眠呼吸暂停综合征常见于肥胖患者。睡眠呼吸暂停患者日间血压升高，夜间心律失常，肺动脉高压，右心和左心衰竭，缺血性心脏病和脑卒中的危险性增加。

（四）中枢神经系统功能的评估

除颅内疾患和颅脑外伤涉及患者意识和颅内压等方面问题外，目前临床上更多遇见的是认知功能障碍的老年患者以及抑郁症患者。麻醉药是否存在神经毒性问题，是否对术后认知功能有近期和远期的影响，还是个有争议的课题。抑郁症患者要注意是否长期服用抗抑郁药物，特别是单胺氧化酶抑制剂。由于抗抑郁药物可能增加麻醉风险，涉及麻醉前是否停药的问题。应用单胺氧化酶抑制剂患者的麻醉风险是术中可能出现某些不良反应，包括高血压危象（尤其应用间接血管收缩药者）、心律失常、低血压、苏醒延迟或昏迷和体温过高。因此，有学者推荐术前应停药至少2周（清除单胺氧化酶抑制剂的时间）。但临床研究表明，如果能加强监测和谨慎用药很少发生麻醉意外。基于上述研究结果，现在建议长期服用单胺氧化酶抑制剂的患者其药物可用至手术当天，但应注意单胺氧化酶抑制剂与麻醉药物（如哌替啶、麻黄碱）间的相互作用，同时应避免兴奋交感神经系统的事件发生（低血压、低血容量、贫血和高碳酸血症）。

伴有中枢神经系统并发症的患者，如脑梗死后遗症、脊椎疾患伴神经症状等，也并非麻醉禁忌证，但是应慎用椎管内麻醉和区域阻滞麻醉，避免与这类麻醉的神经并发症混淆。

（五）凝血功能的评估

着重了解患者有无异常出血的情况。术前应常规检查凝血功能，主要是测定凝血酶原时间（PT）、部分凝血活酶时间（APTT）和纤维蛋白原含量。异常出血有先天性或后天性的原因。根据凝血机制检查的结果，明确引起出血的原因及并发症情况，以便在术前准备中给予相应的病因治疗与全身支持治疗。手术患者常见凝血异常有：血小板减少性紫癜、肝功能损害或维生素K缺乏所致的凝血因子缺乏、血友病（甲型）等。

抗凝药已成为治疗心血管疾病和预防围术期静脉血栓的常规疗法，在选择椎管内麻醉时要特别加以注意，一旦发生硬膜外血肿，后果十分严重。对于使用抗凝药者术前是否停药和停药时间虽然仍有不同看法，但一般认为，肝素类的抗凝药手术前应停用，停药后经4~5个半衰期，可全部从体内排出。华法林为维生素K抑制药，使用者术前须停药3~5天，必要时加用维生素K；急症手术者宜备新鲜冷冻血浆或（和）凝血酶原复合物（内含维生素K依赖性凝血因子Ⅱ、

Ⅶ、Ⅸ、Ⅹ）酌情输用，亦可加用维生素 K。阿司匹林是血小板抑制药，其抑制作用是不可逆的，术前如果需要停药，需要 1 周以上新生的血小板才能发挥作用。但目前认为，阿司匹林无须术前停药，特别是对近期行冠状动脉球囊扩张或放支架的患者，常采用双抗法抗凝治疗，硫酸氯吡格雷（波立维）和阿司匹林。这类患者如需紧急手术，按指南要求，必须服阿司匹林进手术室。

对于术前停用抗凝药有风险的手术患者，低分子肝素成为良好的替代。通常低分子肝素每日 2 次，只需术日晨停药一次即可。

第三节　麻醉前准备和用药

一、麻醉前准备

麻醉前准备与手术前准备在含义上并无严格的区别，因为它们的目的和主要内容是相同的或完全一致的，所以这两个词经常是通用的。究竟使用哪一个词完全取决于使用者的专业或习惯。麻醉科医师的任务之一是参与手术前的准备，但他们不可能独立地完成麻醉前准备的全部任务。因此，良好的麻醉前或术前准备需要麻醉科医师与手术科室医师通力合作来完成。

麻醉前准备的目的在于使患者在体格和精神方面均处于最佳状态，以增强患者对麻醉和手术的耐受能力，提高患者在麻醉中的安全性，避免麻醉意外的发生，减少麻醉后的并发症。麻醉前准备的任务包括：①做好患者体格和精神方面的准备，这是首要任务；②给予患者恰当的麻醉前用药；③做好麻醉用具、设备、监护仪器和药品（包括急救药品）等的准备。麻醉前有充分准备与无充分准备是大不一样的。有些麻醉不良事件的发生是与准备不足相关的，例如患者病情严重而未做充分准备，麻醉器材在使用中失灵或存在故障而事先却疏于检查、维护，未经仔细核对而误将其他气体当作氧气使用等。总之，掉以轻心、疏忽大意、匆忙上阵是难免会出问题的。如能加强责任感，认真做好麻醉前准备，则与此有关的麻醉不良事件是可以预防的。

（一）改善患者全身状况

麻醉手术前应尽力改善患者的全身情况，采取相应措施使各脏器功能处于最佳状态。同时应注意勿使患者丧失有利的手术时机。患者准备要点包括：改善营养状况；纠正贫血和水、电解质紊乱；停止吸烟；术前思想和精神状态的准备；增强体力，改善心肺储备功能，增加对麻醉和手术的耐受能力。

营养不良可导致血浆白蛋白降低、贫血、血容量不足以及某些维生素缺乏，使患者耐受麻醉、手术创伤及失血的能力降低。因此，术前应改善营养不良状态，一般要求血红蛋白≥80g/L，血浆白蛋白≥30g/L，并纠正脱水、电解质紊乱和酸碱平衡失调。虽然目前尚无证据证明达到此数值可改善患者围术期结局，但在急性贫血伴有心肺疾病的患者，行中、大型手术（胸内、大血管、上腹部、颅内手术）前提高血红蛋白可能对患者有益；而由肾脏疾病引起的慢性贫血且无心肺疾病的透析患者，可很好地耐受一定程度的贫血。权衡血红蛋白水平与患者基础疾病间的相互关系可能更有意义。

外科所遇到的休克患者多为低血容量性或脓毒性休克，均需补充血容量以改善循环功能和组织灌注。一般应待休克得到纠正后才能进行麻醉和手术。但如果手术本身即是消除休克病因的手段或主要措施，不进行手术就难以纠正休克甚或危及患者生命时，应边纠正休克边进行麻醉和手术。

（二）呼吸系统的准备

术前有急性呼吸道感染的择期手术者，手术应暂停。一般在感染得到充分控制后一周再手术，否则术后呼吸系统的并发症发生率明显增高。对合并有慢性呼吸系统感染者，如肺结核、慢性肺脓肿、重症支气管扩张等，术前尽可能使感染得到控制。

气道高反应性常见于有哮喘、支气管痉挛发作史和慢性阻塞性肺疾病（COPD）的患者。为了预防术中发生支气管痉挛，术前可应用支气管扩张药和皮质激素来降低其危险性。β_2-拟交感气雾剂是治疗和预防术中支气管痉挛的有效药物。对于 COPD 患者术前准备的原则是：控制呼吸道感染；清除气道分泌物；治疗支气管痉挛；改善呼吸功能；提高患者的运动能力和耐受力。已发展为肺源性心脏病的患者，还应注意控制肺动脉高压，改善心功能。

吸烟者术前应常规停止吸烟至少 2 周。但有证据表明，停止吸烟 4 周以上，才可能有效地减少术后肺部并发症的发生。

对于术前存在以下因素者应进行肺功能检查：①有肺部疾病史；②有肺通气限制因素者，包括肥胖（超过标准体重 20%）、脊柱后侧凸和有神经肌肉接头疾病者；③明显影响肺通气的手术，如膈疝、胸内及胸壁手术、60 岁以上行上腹部手术者；④吸烟严重者（每月超过 20 包）；⑤近期（<30 天）患有上呼吸道感染者；⑥年龄超过 65 岁者。

（三）心血管系统的准备

随着社会和医学的发展，先天性心脏病大多数在早期就已经得到治疗。日常手术患者中时常遇到患有后天性心脏病的患者行非心脏手术者。最常见的是缺血性心脏病，并且成为围术期死亡的主要原因。主要危险因素包括：①充血性心力衰竭史；②不稳定性心绞痛；③陈旧性心肌梗死（<6 个月）；④高血压；⑤心律失常；⑥曾接受过心脏手术。次要危险因素：①糖尿病；②吸烟；③高脂血症；④肥胖；⑤高龄。麻醉和手术前评估与准备的关键是正确评估心功能的状况和切实改善心功能。心功能的好坏直接关系到麻醉和手术的危险性。对其他次要危险因素应在术前尽最大可能得以控制，调整在可能的最佳状态。

原发性高血压也是术前常见的并发症。对高血压患者要了解其内科治疗的方法、用药情况及副作用，有无带来重要器官的损害和心血管疾病的相关证据，并决定在高血压控制不好时是否要进行外科手术。如果术前评估高血压为轻或中度，且无代谢紊乱或心血管系统异常，则手术可按原计划进行。血压显著升高［即收缩压>180 mmHg 和（或）舒张压>110 mmHg］患者应在术前控制血压。术前血压控制欠佳的患者围术期可出现血压明显波动及心肌缺血的心电图表现。术前采取有效措施控制难治性高血压有利于维持围术期血流动力学稳定，有效地控制围术期血压波动，减少围术期冠状动脉缺血事件发作次数和持续时间。冠状动脉疾病或有冠状动脉疾病危险因素的患者术前应用 β 受体拮抗药，可减少非心脏手术围术期心血管疾病发病率和死亡率。舒张压高于 110 mmHg 时，除急症外所有外科手术都应推延。如舒张压低于 110 mmHg，外科手术可以进行，因为尚无研究表明此水平舒张压与术后心脏或肾脏并发症有直接关系。但是值得注意的是，术前高血压患者（治疗或未经治疗）围术期血压波动剧烈，或因气管内插管和手术强烈刺激而导致血压急剧升高，或在维持同样麻醉深度而手术刺激轻时发生严重低血压。血流动力学不稳定可能会增加围术期心脏并发症的发病率。

手术患者术前服用各类治疗药物，如抗高血压药、抗心绞痛药（β 受体拮抗药）、抗心律失常药、洋地黄类、内分泌用药（胰岛素），一般不主张麻醉手术前停药，否则导致反跳性心率增快或血压增高。不能口服的患者，可经肠外给药。

（四）其他方面的准备

手术对肝、肾功能的影响往往较麻醉更为显著，其中尤以影响肝血流或（和）腹腔脏器血管阻力的因素为重。如果不是进行部分肝切除或改变肝血流（如门-腔静脉分流）的手术，这些影响多为一过性的。一般情况下，轻中度肝功能异常者应在麻醉前准备中注意对肝功能的维护和改善，但不致成为麻醉和手术的禁忌证。重度肝功能不全者（如晚期肝硬化，有严重营养不良、消瘦、贫血、低蛋白血症、大量腹水、凝血机制障碍、全身出血或肝性昏迷前期脑病等征象），如果手术治疗不能改善其肝功能，则手术风险性极高，不宜行任何择期手术。肝病急性期除急症外禁忌手术，施行急症手术也极易在术中、术后出现严重凝血功能障碍等并发症，预后不佳。

随着医疗技术的提高，终末期肾病患者的寿命延长。这类患者常伴有其他脏器、系统的病变，如高血压、动脉硬化、贫血、代谢和内分泌紊乱等。终末期肾病患者应在围术期适时进行透析治疗，以降低围术期发生肺水肿和尿毒症所致凝血障碍。术后肾功能不全是手术患者围术期发生死亡的重要原因之一。影响围术期肾功能的危险因素很多，包括：①术前肾功能储备降低，如并存有糖尿病、高血压、肝功能不全者；②与手术相关的因素，如夹闭主动脉、体外循环、长时间手术、大量失血等；③麻醉和手术中可能造成肾损害的因素，如低血压、低血容量及抗生素等。因此，术前应正确评估患者的肾功能，认真做好术前准备和适当治疗，并针对导致肾功能不全的危险因素制定预防措施以保护肾功能。

妊娠并存外科疾病时，是否施行手术和麻醉，必须考虑孕妇和胎儿的安全性。妊娠的头3个月期间，缺氧、麻醉药或感染等因素易致胎儿先天性畸形或流产，故应尽可能避免手术，择期手术宜尽可能推迟到产后施行。如系急症手术，麻醉时应避免缺氧和低血压。妊娠4~6个月期间一般认为是手术治疗的最佳时机，如有必要可施行限期手术。

二、麻醉前用药

（一）麻醉前用药的目的

（1）镇静：使患者减少恐惧，解除焦虑，情绪安定，产生必要的遗忘。

（2）镇痛：减轻术前置管、局麻、搬动体位时疼痛。

（3）抑制呼吸道腺体分泌，预防局麻药的毒性反应。

（4）调整自主神经功能，消除或减弱一些不利的神经反射活动。

（二）常用药物

1. 镇痛药

能提高痛阈，且能与全身麻醉药起协同作用，从而减少全身麻醉药的用量。对于手术前疼痛剧烈的患者，麻醉前应用镇痛药可使患者安静合作。椎管内麻醉时辅助应用镇痛药能减轻腹部手术的内脏牵拉痛。常用的镇痛药有吗啡、哌替啶和芬太尼等，一般于麻醉前半小时肌注。

2. 苯二氮䓬类药物

有镇静、催眠、解除焦虑、遗忘、抗惊厥及中枢性肌肉松弛作用，对局麻药毒性反应也有一定的预防和治疗效果。常用药物有地西泮（安定）、咪达唑仑等。咪达唑仑还可以产生顺行性遗忘作用，其特点是即刻记忆完整，事后记忆受损，无逆行性遗忘作用。术前应用具有遗忘作用的药物对预防术中知晓有明显作用。

3. 巴比妥类药物

主要抑制大脑皮层，有镇静、催眠和抗惊厥作用，并能预防局麻药的毒性反应。常用苯巴比妥。年老、体弱、休克和甲状腺功能低下的患者，应减量应用；有巴比妥类药物过敏史者应禁用。

4. 抗胆碱药

能阻断节后胆碱能神经支配的效应器上的胆碱受体，主要使气道黏膜及唾液腺分泌减少，便于保持呼吸道通畅。阿托品还有抑制迷走神经反射的作用，使心率增快。但现在不主张在麻醉前用药中常规使用抗胆碱药，而应根据具体情况酌用。成人剂量：阿托品 0.5 mg 或东莨菪碱 0.3 mg，于麻醉前半小时肌注。

5. H_2 受体阻断药

西咪替丁或雷尼替丁抗组胺作用强，术前 60~90 分钟给患者口服，可使胃液的 pH 明显提高，胃液容量也减少。此药对急腹症患者和临产妇未来得及作空腹准备者，可以减少麻醉和手术中反流、误吸的危险。

（三）用药方法

麻醉前用药应根据患者情况和麻醉方法，来确定用药的种类、剂量、给药途径和时间。手术前晚可口服镇静、催眠药，消除患者的紧张情绪，使其能安眠休息。手术当日的麻醉前用药根据麻醉方法选择如下：

1. 全身麻醉

麻醉前 30 分钟肌内注射哌替啶 50 mg 和阿托品 0.5 mg 或东莨菪碱 0.3 mg。心脏病患者常用吗啡 5~8 mg 及东莨菪碱 0.3 mg 肌注。

2. 局部麻醉

手术范围较大的，麻醉前 2 小时口服地西泮 10 mg 有预防局麻药毒性反应的作用。术前肌注哌替啶 50~100 mg，能增强麻醉效果。

3. 椎管内麻醉

麻醉前 2 小时口服地西泮 10 mg；对预计椎管内麻醉阻滞范围较广的患者可酌情肌注阿托品 0.5 mg。

（四）注意事项

要使麻醉前用药发挥预期的效果，其剂量还需要根据病情和麻醉方法做适当的调整：①一般情况欠佳、年老、体弱、恶病质、休克和甲状腺功能低下的患者，吗啡、哌替啶、巴比妥类等药物应酌减剂量；呼吸功能不全、颅内压升高的患者或临产妇，禁用吗啡和哌替啶。②年轻、体壮、情绪紧张或甲状腺功能亢进的患者，麻醉前用药应适当增加剂量；创口剧痛者应给予镇痛药。③心动过速或甲状腺功能亢进者，或周围环境温度高时，可不用或少用抗胆碱药，必须用者以用盐酸戊乙奎醚或东莨菪碱为宜。④施行硫喷妥钠或含卤素吸入麻醉时，阿托品剂量应该增大，因为它能减低迷走神经张力，对硫喷妥钠麻醉时迷走神经兴奋所引起的喉痉挛有一定的预防效果，且能对抗心率减慢作用。⑤小儿对吗啡的耐量小，剂量应酌减。但因小儿腺体分泌旺盛，全麻前抗胆碱药的剂量应略大。⑥多种麻醉前用药复合给药时，剂量应酌减。

第三章　局部麻醉

第一节　局部麻醉药

局部麻醉药是一类能暂时地、可逆性地阻断神经冲动的发生与传递，引起相关神经支配的部位出现感觉或（和）运动丧失的药物，简称局麻药。目前，临床上常用的局麻药已有十余种。

一、分类和理化性质

（一）分类

1. 按化学结构分类

典型的局麻药均具有相似的芳香基-中间链-氨基的化学结构，中间链通常可分为酯链和酰胺链。因此，根据中间链的不同，可将局麻药分为酯类局麻药（如普鲁卡因）和酰胺类局麻药（如利多卡因）。芳香基为亲脂基团，酯类局麻药的芳香基为苯甲胺，酰胺类局麻药则为苯胺；胺基为亲水基团，大多数局麻药的胺基为叔胺，少数为仲胺。常用酯类局麻药有：普鲁卡因、氯普鲁卡因和丁卡因。常用酰胺类局麻药有：利多卡因、丁哌卡因和罗哌卡因等。

2. 按作用时间分类

根据临床上局麻药作用时间的长短进行分类：普鲁卡因和氯普鲁卡因属于短效局麻药；利多卡因、甲哌卡因和丙胺卡因属于中效局麻药；丁哌卡因、丁卡因、罗哌卡因和依替卡因属于长效局麻药。

（二）理化性质

局麻药的理化性质和麻醉作用取决于其分子结构，与芳香基上的取代基、中间链类型和胺基上的烷基密切相关。

1. 亲脂性和亲水性

由于局麻药分子结构的特点，局麻药既具有亲脂性，也具有亲水性。其亲水性有利于局麻药向神经膜附近转运；其亲脂性有利于局麻药透过细胞膜，以发挥神经阻滞的作用，因此也是决定局麻药性能的重要因素。局麻药的亲水性和亲脂性与局麻药分子中芳香基或胺基上面碳链的多少有关：碳链越长，其亲脂性越高，作用增强，时效延长，但毒性也随之增加。

2. 离解常数（pKa）

合成的局麻药大多为结晶性粉末，难溶于水，且暴露于空气中其化学性质也不稳定。所有局麻药均属弱碱性，易与酸结合成盐类，此种盐类易溶于水，化学性质稳定。因此，临床常用的局麻药多为盐酸盐，如盐酸利多卡因。

3. 脂溶性

脂溶性是决定局麻药麻醉强度的重要因素，脂溶性越大，麻醉性能越强。由于神经细胞膜基本上是脂蛋白层，含类脂90%，含蛋白质10%。因此，脂溶性高的局麻药较容易穿透神经细胞膜，易于发挥局麻药的阻滞作用。

4. 蛋白结合率

局麻药的血浆蛋白结合率与作用时间有密切关系，结合率越高，作用时间越长。因为局麻药可以与钠通道内的蛋白受体相结合而阻断神经传导功能。与受体结合越紧密，作用持续时间也越长。同样，局麻药与膜蛋白结合的程度与其蛋白结合率也密切相关。

二、作用机制

局麻药可以作用于神经系统的任何部位以及各种神经纤维，使其支配区域的感觉和运动受到影响，但不同类型的神经纤维对局麻药的敏感性各不相同。局麻药的作用与神经细胞或神经纤维的直径大小及神经组织的解剖特点有关。一般规律是神经纤维末梢、神经节及中枢神经系统的突触部位对局麻药最为敏感，细神经纤维比粗神经纤维更易被阻断。对无髓鞘的交感、副交感神经节后纤维在低浓度时可产生作用；对有髓鞘的感觉和运动神经纤维则需高浓度才能产生作用。对混合神经产生作用时，首先消失的是持续性钝痛（如压痛），其次是短暂性锐痛，继之依次为冷觉、温觉、触觉、压觉消失，最后发生运动麻痹。神经冲动传导的恢复则按相反的顺序进行。

局麻药主要作用于神经细胞膜。在正常情况下神经细胞膜的除极化有赖于钠离子内流，局麻药可以阻断神经细胞膜上的电压门控钠通道而抑制钠内流，阻止动作电位的产生和神经冲动的传导，产生局麻作用。局麻药对钠通道的阻断作用与钠通道的状态有关。电压门控钠通道包括三种状态：静息状态、活化状态和失活状态。和静息状态相比，局麻药与活化和失活状态钠通道亲和力明显增强。

三、临床药理学

在临床使用时，一般将局麻药注射在需阻滞神经的周围，不可以将局麻药直接注入神经内，以免引起神经损伤和压迫神经的供养血管。故临床上局麻药的血浆浓度以及药理作用不仅与注射部位的解剖结构有关，而且取决于药物的注射剂量、注射部位的药物吸收率、组织分布速率和生物转化清除率，以及患者的相关因素包括年龄、心血管系统状态、肝脏功能等。

（一）药动学

1. 吸收

局麻药的全身吸收取决于药物的注射部位、剂量、容量、局部组织血液灌流、是否辅助使用血管收缩药，以及药物本身的药理学特性。血药峰值浓度与单次注药的剂量成正比，为了避免血药峰值浓度过高而引起局麻药中毒，对每一局麻药都规定了单次用药的限量。经不同途径给药后测定药物的血药浓度并进行比较，发现局麻药血管外给药时，血药浓度呈下列递减顺序：气管内注射>肋间神经阻滞>骶管阻滞>宫颈旁注射>硬脊膜外隙阻滞>臂神经丛阻滞>坐骨-股神经阻滞>皮下注射。这在临床上有重要意义，因为相同剂量的局麻药，由于使用部位不同可能会对患者产生不同影响。例如，应用 400 mg 利多卡因（不含肾上腺素）进行肋间神经阻滞时，其血药浓度平均峰值可达到 $7\mu g/mL$，这在某些患者中足以引起中枢神经系统毒性症状。而同样剂量的利多卡因用于臂神经丛阻滞，产生的最大血药浓度为 $3\mu g/mL$，很少引起毒性反应。当局麻药溶液注射至血运丰富的区域，其吸收更快、更强。例如，对临产孕妇进行宫颈旁阻滞时，因其子宫周围血管丛充盈，有可能加速对局麻药的吸收，以致引起胎儿的毒性反应。

局麻药溶液中经常添加血管收缩药，常用 1：200 000 的肾上腺素（$5\mu g/mL$），也可用去氧肾上腺素。肾上腺素可以使注药局部血管收缩，从而减少注射部位的药物经血管吸收，提高阻滞效果，延长局麻药作用时间，并减少毒性反应的发生。血管收缩药对长效局麻药（如丁哌卡因和依替卡因）的影响较小。血管收缩药不适用于心血管疾病或甲状腺功能亢进的患者。对手指、足趾或阴茎行局部阻滞时，也禁用肾上腺素。

2. 分布

局麻药从注射部位经毛细血管吸收分布至各器官。各器官对局麻药的摄取决定了该药物的分布情况。局麻药吸收入血液后，首先分布至肺，并有部分被肺组织摄取，随后很快分布到血液灌流好的器官，如心、脑、肝和肾脏，随后以较慢的速率再分布到灌流较差的肌肉、脂肪和皮肤。不同组织中局麻药的相对浓度各不相同，高灌注器官比低灌注器官所含的局麻药浓度更高。尽管骨骼肌对局麻药并没有特殊的亲和力，但由于全身骨骼肌含量大，所以局麻药注射剂量的大部分分布于骨骼肌。

3. 生物转化和清除

局麻药的代谢途径和速率与其化学结构有关。酯类局麻药主要通过血浆假性胆碱酯酶水解，水溶性代谢产物经肾脏排出。不同药物的代谢速率各不相同。酰胺类局麻药主要通过肝脏微粒体混合功能氧化酶和酰胺酶进行代谢，代谢过程比较复杂，代谢速度也远低于酯类局麻药水解。酰胺类局麻药在肝内代谢的速率各不相同，代谢产物主要经肾脏排出，约 5% 的药物以原型随尿排出。利多卡因还有小部分可通过胆汁排泄。

（二）对全身脏器的作用

1. 对中枢神经系统的作用

局麻药多经血流而进入大脑。静脉给予利多卡因（1.5mg/kg）可降低脑血流，减弱由于气管插管引起的颅内压增高，从而降低颅脑并发症的发生。局麻药对中枢神经系统的作用，取决于血内局麻药的浓度。低浓度（如普鲁卡因）有抑制、镇痛、抗惊厥作用，高浓度可诱发惊厥。局麻药所诱发的惊厥，被视为局麻药的毒性反应。

2. 对心血管系统的作用

局麻药对心脏和外周血管具有直接作用，并可通过阻滞交感神经或副交感神经传出纤维间接影响循环系统功能。局麻药对心功能的影响主要是阻碍去极化期间的钠转移，使心肌兴奋性降低，复极减慢，不应期延长。对心房、房室结、室内传导和心肌收缩力均呈与剂量相关性抑制。对心肌收缩力抑制与局麻药阻滞效能有一定关系，丁哌卡因和丁卡因比利多卡因和普鲁卡因对心脏抑制作用更强。除可卡因外，所有局麻药均可以松弛血管平滑肌，引起一定程度的小动脉扩张，血压下降。

3. 对呼吸系统的作用

利多卡因抑制机体对低氧时的通气反应。由于膈神经和肋间神经阻滞或局麻药直接作用于延髓呼吸中枢，可引起呼吸暂停。局麻药可松弛支气管平滑肌，静脉给予利多卡因（1.5mg/kg），可抑制气管插管时引起的支气管收缩反射。但对于气道高反应的患者，给予利多卡因气雾剂，可能因直接刺激而诱发支气管痉挛。

四、影响局麻药药理作用的因素

（一）药物剂量

通过增加局麻药的容积或浓度均可增加局麻药的剂量，从而缩短药物的起效时间，延长作用时间。

（二）注射部位

注射部位不同可影响局麻药的弥散速率和血管吸收速率。局麻药鞘内和皮下注射起效最快，臂神经丛阻滞起效时间最长。在蛛网膜下隙阻滞时，脊神经没有外鞘包绕，因而起效迅速。

（三）添加药物

局麻药中添加肾上腺素对阻滞时间的影响取决于局麻药的种类和注射部位。肾上腺素可延长短效局麻药（如利多卡因）局部浸润麻醉和神经阻滞的作用时间；但不能延长硬膜外阻滞时丁哌卡因或依替卡因的运动神经阻滞时间。鞘内应用局麻药时添加 α_2 受体激动剂，能缩短感觉阻滞起效时间，延长运动与感觉阻滞时间。

（四）年龄

患者年龄不同可影响局麻药的清除。例如，22~26 岁健康志愿者静注利多卡因后，其半衰期平均为 80 分钟，而 61~71 岁的健康志愿者的半衰期可延长至138 分钟。由于新生儿的肝酶系统尚未成熟，可使利多卡因和丁哌卡因的消除半衰期延长。

（五）脏器功能

肝功能严重受损、严重贫血或营养不良的患者，血浆内假性胆碱酯酶水平可能低下，从而导致酯类局麻药的水解代谢速率降低，易发生毒性反应。肝脏功能也会影响酰胺类局麻药的降解速率，与肝功能正常患者相比，肝血流下降或肝功能受损者，血液中酰胺类局麻药的水平升高，半衰期也延长。充血性心力衰竭的患者，利多卡因的清除速率也呈明显的延缓。

（六）妊娠

妊娠妇女硬膜外阻滞和腰麻的麻醉平面及深度均超过未妊娠妇女，除机械性因素（硬膜外静脉扩张减少了硬脊膜外隙和蛛网膜下隙）影响外，妊娠期间的激素水平改变可增强对局麻药的敏感性。因此，妊娠患者应适当减少局麻药用量。

五、局麻药的毒性反应

局麻药可阻滞机体电压门控钠通道，影响动作电位的传导，因此局麻药具有全身毒性作用。

当血液中局麻药浓度超过一定阈值时，就会发生局麻药的全身毒性反应，主要累及中枢神经系统和心血管系统，严重者可致死。引起全身毒性反应的常见原因有：局麻药的剂量或浓度过高，误将药物注入血管内以及患者的耐受力降低等。毒性反应程度和血药浓度直接相关，与局麻药的作用强度成正比。一般认为局麻药混合应用时，毒性作用累加。

（一）中枢神经系统毒性反应

中枢神经系统比心血管系统对局麻药更敏感，对于清醒患者来说，中枢神经系统症状常为局麻药中毒反应的先兆。初期症状包括眩晕、口周麻木，然后患者会出现耳鸣和视物不清（注视困难或眼球震颤）、多语、寒战、惊恐不安和定向障碍等。如果继续发展，则可出现意识丧失、昏迷，并出现面部肌群和四肢远端震颤、肌肉抽搐，最终发生强直阵挛性惊厥。如果局麻药大剂量、快速入血时，将迅速出现中枢神经系统抑制状态，呼吸循环抑制，甚至发生心搏骤停。

呼吸性或代谢性酸中毒可增加局麻药致中枢神经系统毒性的危险性。$PaCO_2$升高使脑血流量增加，局麻药入脑更迅速，并且还可以降低大脑惊厥阈值；高碳酸血症和（或）酸中毒可降低局麻药的血浆蛋白结合率，将增加弥散入脑组织的药物量。抽搐发作可引起通气不足以及呼吸性合并代谢性酸中毒，从而进一步加重中枢神经系统毒性。此外，高热也将增加大脑对局麻药的敏感性。

（二）心血管系统毒性反应

多数局麻药产生心血管系统毒性反应的血药浓度是产生惊厥时血药浓度的3倍以上，但丁哌卡因和依替卡因例外，其中枢神经系统和心血管系统毒性几乎同时发生。心血管系统毒性反应初期表现为由于中枢神经系统兴奋而间接引起的心动过速和血压升高；晚期则由局麻药的直接作用，使心肌收缩力减弱、心排出量降低，引起心律失常；松弛血管平滑肌，使小动脉扩张，血压下降。当血药浓度极高时，可出现周围血管广泛扩张，心脏传导阻滞，心率缓慢，甚至心搏骤停。

在动物实验中，丁哌卡因可引起包括心室颤动（简称"室颤"）在内的严重心律失常，而利多卡因、丁卡因、甲哌卡因很少引起室性心律失常。与其他局麻药相比，丁哌卡因引发的心血管功能衰竭进行心脏复苏的成功率低。妊娠患者对丁哌卡因的心血管系统毒性更敏感，故美国产科麻醉中不推荐使用0.75%的丁哌卡因。酸中毒和缺氧也可增强丁哌卡因的心脏毒性。

（三）过敏反应

局麻药过敏反应是指使用少量局麻药后，出现皮肤红斑、荨麻疹、咽喉水肿、支气管痉挛、血管神经性水肿，甚至休克等症状，危及患者生命安全。过敏反应是抗原抗体反应，使肥大细胞释放组胺和5-羟色胺等活性物质，引起机体快速而严重的全身防御性反应。真正的局麻药过敏反应并不常见，临床上常易将毒性反应或对局麻药中添加的肾上腺素所发生的不良反应，误认作过敏反应。与酰胺类局麻药相比，酯类局麻药的过敏反应较多见。同类型的局麻药，由于结构相似可能出现交叉性过敏反应，因此对普鲁卡因过敏的患者，应避免使用丁卡因或氯普鲁卡因。

（四）毒性反应的防治

1. 预防

预防措施包括：①重视麻醉前准备。对患者进行充分的术前评估，低蛋白血症患者易于发生局麻药的毒性反应。准备好抢救设备与药物。②控制局麻药剂量和注意操作技术。目前没有完全可靠的方法能确定局麻药意外血管内注射，因此，除了注射器回抽外，可采取间隔时间够长、剂量逐步递增的方法使用局麻药，观察毒性反应体征，并保持与患者的交流以便及时发现毒性反应症状。

2. 治疗

治疗措施包括：①一般处理：发现局麻药中毒症状和体征后，应立即停止注入局麻药，同时维持气道通畅，给予吸氧，以防止或纠正缺氧和 CO_2 蓄积。②轻度毒性反应多属一过性，吸氧可使患者的主观感觉明显改善；对于紧张或烦躁者，给适量苯二氮䓬类药即可控制症状。

③惊厥的处理：发生抽搐或惊厥时，静脉用药首选苯二氮䓬类药物，也可使

用丙泊酚或硫喷妥钠，但在患者血流动力学不稳定时不推荐使用丙泊酚。在使用苯二氮䓬类药物后仍持续惊厥发作，可使用小剂量琥珀胆碱等肌肉松弛药。如发生心搏骤停，立即心肺复苏，并建议：肾上腺素初始剂量为小剂量（成人每次10~100 μg）；不建议使用血管升压素，避免使用钙通道阻滞药和 β 受体拮抗药；发生室性心律失常时，建议使用胺碘酮，不建议使用利多卡因。目前在局麻药中毒时使用脂肪乳剂治疗的效果尚存在争议。使用 20% 的脂肪乳剂治疗时，负荷量给予 1.5mL/kg，持续 1 分钟，维持剂量为 0.25 mL/（kg·min），持续输注至循环稳定后 10 分钟。

第二节　局部麻醉

局部麻醉是指在患者神志清醒的状态下，应用局部麻醉药暂时阻断身体某一区域的神经传导的麻醉方式。感觉神经被阻滞时，产生局部痛觉及感觉的抑制或消失；运动神经同时被阻滞时，产生肌肉运动减弱或完全松弛。这种阻滞是暂时且完全可逆的。狭义的局部麻醉包括表面麻醉、局部浸润麻醉、区域阻滞、静脉局部麻醉和神经阻滞。广义的局部麻醉还包括椎管内麻醉。

一、表面麻醉

表面麻醉是将渗透作用强的局麻药与局部黏膜表面接触，使其透过黏膜而阻滞黏膜下的浅表神经末梢产生无痛的方法。多用于眼、鼻腔、咽喉、气管、尿道等处的浅表手术或内镜检查。多种局麻药可用于表面麻醉，如利多卡因、丁卡因、苯佐卡因和丙胺卡因等，可制成溶液、乳剂、软膏、气雾剂，单独或与其他药物合用于皮肤、黏膜、口咽部、气管、直肠等部位。表面麻醉前可静脉给予阿托品，使黏膜干燥，避免分泌物妨碍局麻药与黏膜的接触。不同部位的黏膜吸收局麻药的速度不同，气管及支气管应用气雾剂时，局麻药吸收最快。大面积黏膜应用高浓度及大剂量局麻药时易出现毒性反应，使用时应严格控制剂量。

二、局部浸润麻醉

将局麻药沿手术切口分层注射于手术区的组织内，阻滞组织中的神经末梢，称为局部浸润麻醉。操作时，在拟定手术切口一端进针，针头斜面紧贴皮肤，进入皮内以后推注局麻药液，形成橘皮样皮丘，自此皮丘继续向前推进同时浸润注射至切口全长，再向皮下组织逐层注入局麻药。膜面、肌膜下和骨膜等处神经末梢分布较多，可适当加大局麻药量。注入组织的局麻药液需要有一定容积，使其在组织内形成张力性浸润，与神经末梢广泛接触，以增强麻醉效果。感染及癌瘤部位不宜使用局部浸润麻醉。

可根据需要来选择不同浓度的局麻药；药液中加入适量肾上腺素可延长局麻药的持续时间；浸润面积较大时，为防止局麻药毒性反应，可降低局麻药浓度以免用药量超过限量。

三、区域阻滞

围绕手术区，在其四周和基底部注射局麻药，暂时阻滞进入手术区的神经纤维传导，称为区域阻滞。可通过环绕被切除的组织（如小囊肿、肿块活组织等）作包围注射，或在悬雍垂等组织（舌、阴茎或有蒂的肿瘤）环绕其基底部注射。区域阻滞的操作要点与局部浸润麻醉相同，其主要优点在于避免穿刺病理组织。

四、静脉局部麻醉

静脉局部麻醉是指在肢体近端安置止血带，由肢体远端静脉注入局麻药，局麻药从外周血管床弥散至伴行神经来阻滞止血带以下部位肢体的麻醉方法。主要用于成人上肢或下肢手术，手术时间一般不超过45分钟。合并有肢体缺血性血管疾病的患者不宜选用本方法。

在手术侧肢体远端开放静脉，非手术侧肢体也应开放静脉以便静脉输液和应用其他药物。在患肢近端安置两条止血带，抬高患肢并用弹力绷带驱血后，将近端止血带充气到高于动脉压 100 mmHg 左右，以远端触不到动脉搏动为宜。松开去血带后向静脉内缓慢注入局麻药（注药时间>90 秒），通常在 5 分钟后即可产生良好的麻醉效果。当患者主诉止血带疼痛时，可先将远端止血带充气，再放开近端止血带，患者可再耐受 15～20 分钟。常用局麻药为利多卡因，上肢手术为 0.5%利多卡因溶液 3mg/kg（总量＜50 mL）；下肢手术为 0.25%利多卡因 50～100 mL。

为了预防局麻药毒性反应的发生，止血带充气后应严密观察压力表，谨防漏气；如果手术时间很短，在注药后 15～20 分钟才能缓慢松开止血带，以避免松止血带后大量局麻药进入血液循环。

第三节　神经阻滞

一、概述

（一）概念

神经阻滞是指将局麻药注射到外周神经干（丛）附近，通过暂时阻断神经冲动的传导，使该神经所支配的区域达到手术无痛的方法。由于神经干（丛）是混合性的，所以阻滞部位不仅有感觉神经的阻滞，而且运动神经和自主神经也不同程度地被阻滞。神经阻滞同其他所有麻醉方法一样，术前要访视患者，并签署麻醉知情同意书。行神经阻滞时，须对患者进行必要的监测、准备供氧及复苏设备和抢救药品。

（二）适应证和禁忌证

神经阻滞的适应证主要取决于手术范围、手术时间、患者的精神状态及合作程度。只要手术部位局限于某一或某些神经干（丛）所支配范围，并且阻滞时间能满足手术需要者均可行神经阻滞麻醉。小儿或有精神疾病等不合作的患者，可在基础麻醉下或全身麻醉后行神经阻滞。凝血功能异常，穿刺部位感染、肿瘤、严重畸形和对局麻药过敏者为神经阻滞的禁忌证。

（三）神经定位方法

1. 异感定位

当穿刺针直接触及神经时，在其支配的区域可出现异感，此时注射局麻药可获得满意的麻醉效果。但有时即使穿刺中出现异感，麻醉效果并非一定完美；由于神经分布的部位、患者的状态等原因，可能无法引出异感，这时就不能完全依赖异感来定位。

2. 神经刺激仪定位

神经刺激仪的原理为利用电刺激器产生脉冲电流并传送至绝缘穿刺针，当针尖接近混合神经时，就会引起混合神经中的运动神经去极化，并引起其所支配的肌肉颤搐，这样就可以通过肌肉颤搐反应来定位。通常将刺激器的正极通过表面电极与患者的皮肤相连，负极连于穿刺针，设置初始电流为 1~1.5 mA；逐渐将针尖向拟阻滞的神经方向推进，直至诱发该肌肉的收缩；然后将电流调至小于 0.5 mA，如仍有收缩反应则注入局麻药，在注射局麻药 1~2 mL 后这种收缩反应可很快消退。该方法的优点是定位准确，提高神经阻滞成功率，也便于教学。但需要专用设备，费用较高。

3. 超声定位

将超声探头扫描神经区域，使神经在轴平面成像，穿刺针在探头纵轴侧方进针，沿着超声声束方向进入组织；在超声显像的导引下，调整穿刺针方向直达神经阻滞点。当针尖接近神经，并穿破神经周围呈高回声的纤维鞘时注入局麻药。超声影像定位技术可直观地了解穿刺部位的肌肉、神经及血管的位置，引导穿刺针准确进针，从而提高定位的准确性，避免神经和血管的损伤；同时还可以观察到局麻药注射后的扩散规律，如药液紧密围绕神经分布则表示穿刺位置恰当，从而减少药物用量，提高了穿刺的安全性。

二、颈神经丛阻滞

（一）解剖

颈神经丛（简称"颈丛"）是由颈$_{1\sim4}$脊神经（$C_1 \sim C_4$）组成，C_1主要是运动神经，$C_2 \sim C_4$均为混合神经。颈神经丛又分为浅丛和深丛，分别支配颈部相应的皮肤和肌肉组织。浅丛位于胸锁乳突肌后缘中点，呈放射状向周围分布于颌下、锁骨、颈部及枕部区域的皮肤浅组织。向前为颈前神经，向下为锁骨上神经，向后上为耳大神经，向后为枕小神经。深丛主要支配颈前及颈侧面的深层组织。

（二）局麻药的选择

颈部血供丰富，颈丛阻滞较其他部位神经阻滞持续时间短，因此在局麻药安全剂量范围内，可选用一种局麻药或两种局麻药的混合液。临床常用：1%~1.5%利多卡因、0.15% ~ 0.2% 丁卡因、0.25% ~ 0.5%丁哌卡因及0.25%~0.5%罗哌卡因，或1%利多卡因与0.15%丁卡因混合液、1%利多卡因与0.25%丁哌卡因混合液等。

（三）临床应用及方法

颈丛阻滞多用于颈淋巴结切除、甲状腺切除、气管切开和颈动脉内膜切除术等。采用颈丛阻滞行单侧颈动脉内膜切除术时，可使患者术中保持清醒，有利于及时了解患者意识变化。

1. 颈浅丛阻滞

穿刺点位于胸锁乳突肌后缘中点，常规消毒后将 22 G 穿刺针垂直刺入皮肤，缓慢进针；遇到刺破纸样落空感后表明针尖已穿过颈阔肌，将局麻药注射至颈阔肌和皮下；亦可在颈阔肌表面向横突、锁骨和颈前方作浸润注射，以阻滞颈浅丛各分支，一般每侧药量为 10 mL 左右。

2. 颈深丛阻滞

（1）颈前阻滞法：是对穿出椎间孔的 $C_2 \sim C_4$ 脊神经实施阻滞。传统方法采用 3 点法，但因并发症较多，现已不多用。目前常用改良法，即在 C_4 横突注入局麻药 8~10 mL，局麻药向头侧扩散可将 C_2、C_3 神经阻滞。

（2）肌间沟阻滞法：在前斜角肌和中斜角肌间的肌间沟顶端（尖端）平 C_4 水平垂直刺入皮肤，然后稍向后向下，有异感或触及横突时注射局麻药，药液沿斜角肌间隙及椎前筋膜深侧扩散，使颈丛的根部阻滞。注药时压迫远端或将患者置于头低位有助于局麻药向上扩散。

（四）颈神经丛阻滞的并发症

并发症多见于颈深丛阻滞，发生率较低，常见并发症有：①局麻药毒性反应：多由穿刺针误入血管所致，因此每次注药前应回吸；②喉返神经阻滞：可导致患者声音嘶哑或失声，尤以双侧阻滞时较易发生；③膈神经阻滞：常易累及膈神经，双侧受累时可出现呼吸困难及胸闷，应谨慎进行双侧颈深丛阻滞；④霍纳综合征：由于颈交感神经被阻滞，而出现同侧眼睑下垂、瞳孔缩小、球结膜充血、鼻塞、面微红等症状；⑤高位硬膜外阻滞或全脊麻：主要由于穿刺针进入硬脊膜外隙或蛛网膜下隙而引起。

三、臂神经丛阻滞

（一）解剖

臂神经丛由颈$_{5\sim8}$（$C_5 \sim C_8$）及胸$_1$（T_1）脊神经前支组成，有时也接受颈$_4$（C_4）及胸$_2$（T_2）脊神经前支发出的小分支，主要支配整个手、臂运动和绝大部分感觉。组成臂丛的脊神经出椎间孔后在锁骨上部，肌间沟内分为上、中、下三干。上干由 $C_5 \sim C_6$ 前支，中干由 C_7 前支，下干由 C_8 和 T_1、T_2 脊神经前支构成。三支神经干穿出肌间沟后，在锁骨下动脉的后上方沿第 1 肋骨上缘穿行。至锁骨后第 1 肋骨的外缘，每个神经干又分为前、后两股，在锁骨中段后方进入腋窝。各股神经在腋窝重新组合成三束，三个后股在腋动脉后方合成后束，延续为腋神经及桡神经；上干和中干的前股在腋动脉的外侧合成外侧束，延续为肌皮神经和正中神经外侧头；下干的前股延伸为内侧束，延续为尺神经、前臂内侧皮神经、臂内侧皮神经和正中神经内侧头。覆盖前、中斜角肌的椎前筋膜向外融合包裹臂神经丛形成筋膜鞘，此鞘从椎间孔延伸至上臂上部，是臂神经丛阻滞的解剖基础。

（二）局麻药的选择

臂神经丛阻滞药物需要较大容量（20～40 mL）以利于药物在鞘内扩散，而浓度不必太高。可选用一种局麻药或两种局麻药的混合液。2～4 小时的手术可选用 1%～1.5% 利多卡因；若手术时间较长，可选用 0.25%～0.5% 的丁哌卡因或罗哌卡因。

（三）操作方法和临床应用

从包裹臂神经丛筋膜鞘的任何位置注入局麻药均可扩散并阻滞 $C_5 \sim T_1$ 神经根，但神经阻滞的程度随注射部位的变化而不同。临床上常根据手术需要选择不同途径进行臂神经丛阻滞。常用阻滞途径为肌间沟、腋窝和锁骨上入路。

1. 肌间沟入路法

（1）适应证：适用于肩部、上臂和前臂手术。在肌间沟水平注入局麻药，$C_5 \sim C_7$ 皮区的阻滞效果最强，而 $C_8 \sim T_1$ 皮区的阻滞效果较弱。因此，肌间沟入路臂丛阻滞不能为尺神经分布区的手术提供良好的麻醉效果。

（2）操作方法：肌间沟为前、中斜角肌与肩胛舌骨肌共同构成的一个三角区。患者去枕平卧，头偏向对侧，手臂贴体旁。在胸锁乳突肌锁骨端外缘触及前斜角肌，再向后外侧滑过前斜角肌肌腹即为前、中斜角肌之间的肌间沟。从环状软骨向后作一水平线，与肌间沟的交点即为穿刺点。皮肤常规消毒后，用22~25 G 穿刺针垂直刺入皮肤，略偏向内侧和尾侧方向进针，同时观察异感或电刺激诱发浅层肌肉收缩反应，以手臂或肩部出现异感或电刺激引发肌肉收缩为准确定位的标志。准确定位后将针头固定，回吸无异常可注入局麻药 20~30 mL。一般情况下，肌间沟入路很难阻滞尺神经，将患者置于头高位并压迫穿刺点上方有助于局麻药向下扩散，从而阻滞尺神经。

（3）优缺点。

①优点：a. 易于掌握；b. 上臂、肩部及桡侧阻滞效果好；c. 不易引起气胸。

②缺点：a. 尺神经阻滞起效慢；b. 有误入蛛网膜下隙或硬脊膜外隙的危险；c. 有损伤椎动脉的危险；d. 不宜同时双侧阻滞，以免阻滞双侧膈神经或喉返神经。

2. 锁骨上入路法

（1）适应证：由于臂神经丛三条主干都集中在锁骨上、第 1 肋骨正上方，因此，通过锁骨上入路阻滞臂神经丛适用于上臂、前臂和手部手术。

（2）操作方法：患者去枕平卧，头转向对侧，上肢紧贴体旁。穿刺点位于肌间沟最低点，锁骨下动脉搏动处后上方，此处位于锁骨中点上方 1~1.5 cm。以 22 G 穿刺针向尾侧刺入皮肤，直至引出异感或电刺激引发肌肉收缩反应时，将针头固定，回吸无异常后注入局麻药 20~30 mL。如针尖碰到第 1 肋骨仍未引出异感，可将穿刺针稍许后退再沿肋骨面向前或向后穿刺，直至引出异感。

（3）优缺点。

①优点：a. 用较小药量可得到较满意的阻滞效果；b. 穿刺中不需移动上肢，对上肢外伤疼痛者较适合；c. 不易发生误入硬脊膜外隙或蛛网膜下隙的危险。

②缺点：a. 气胸发生率较高（0.5%～6%），而且气胸症状可延迟出现；b. 星状神经节及膈神经阻滞的发生率较高。

3. 腋入路法

（1）适应证：腋动脉是腋入路阻滞时最重要的定位标志。正中神经位于腋动脉的上方，尺神经位于其下方，而桡神经位于其后外侧。肌皮神经在腋窝已经离开了血管神经鞘，进入喙肱肌；来自 T_2 肋间神经分支的肋间臂神经位于腋动脉的表面。因此，腋入路臂神经丛阻滞适用于肘部至手部手术，在 $C_7 T_1$（尺神经）皮区的阻滞效果最强，但对肩部和上臂（$C_5 \sim C_6$）手术的阻滞效果稍差；同时也难以阻滞肌皮神经，但可以在腋部或肘部补救。

（2）操作方法：患者平卧，头偏向对侧，被阻滞的上臂外展与躯干成直角，肘关节屈曲90°，肩部外旋上臂横过头顶，似行军礼状，以充分显露腋窝。先在腋窝触摸腋动脉搏动，再沿腋动脉上行摸到胸大肌下缘动脉搏动最强处即为穿刺点。以穿刺针在动脉边缘刺入皮肤，然后缓慢进针直到出现刺破鞘膜的落空感，或同时出现异感；松开持针手指，针头可随动脉搏动而摆动，即可认为针已进入腋鞘内；接注射器回抽无血后注入局麻药 25～35 mL。腋入路阻滞一般无须寻找异感，只要穿刺针进入血管神经鞘内均可获得良好的阻滞效果，多点注射可提高阻滞效果。经腋入路阻滞时，肌皮神经和肋间臂神经常不能被完善阻滞，肌皮神经阻滞是完善的前臂和腕部麻醉的基础，而肋间臂神经成功阻滞可避免应用止血带部位疼痛。故在注药完毕后，改变穿刺针方向，使针头位于腋动脉上方并与皮肤垂直进针，刺入喙肱肌进行扇形封闭；然后将针退至皮下，在腋动脉下方腋窝下缘注药以阻滞肋间臂神经，可获得良好效果。

（3）优缺点。

①优点：a. 位置表浅，动脉搏动明显，易于阻滞；b. 不会引起气胸；c. 不会阻滞膈神经、迷走神经、喉返神经；d. 无误入硬脊膜外隙或蛛网膜下隙的危

险；e. 可放入留置针或导管行连续阻滞。

②缺点：a. 上肢不能外展或腋窝部位有感染、肿瘤的患者不能应用；b. 因局麻药用量较大，局麻药毒性反应发生率较其他方法高。

四、下肢神经阻滞

腰麻和硬膜外阻滞是下肢手术最常用的区域麻醉方法，而下肢神经阻滞不仅可为下肢手术提供良好的麻醉，而且因不阻滞交感神经，避免了因血管扩张导致的血压下降，对某些重症患者具有重要意义。

（一）解剖

支配下肢的神经来自腰丛和骶丛神经。腰丛由腰$_1$~腰$_4$（L_1~L_4）前支构成，常有胸$_{12}$（T_{12}），偶有腰$_5$（L_5）分支参与。由 L_2~L_4 组成的腰丛成分主要支配大腿的前、内侧；L_2~L_4 的前支组成闭孔神经，后支组成股神经，而 L_2 和 L_3 的后支又组成股外侧皮神经。腰丛神经位于腰大肌和腰方肌之间的腰大肌间隙内。

骶丛来源于骶$_1$~骶$_3$骶神经和 L_4 和 L_5 前支的分支，主要构成股后皮神经和坐骨神经，一起经过坐骨大孔穿出骨盆，支配下肢后面和足的运动和感觉。坐骨神经包含胫神经和腓总神经的主干，二者在腘窝或腘窝上方从坐骨神经分出后，胫神经走行在内侧而腓总神经绕到外侧下行。

（二）腰神经丛阻滞（腰肌间隙阻滞）

1. 适应证

腰神经丛阻滞可同时阻滞股外侧皮神经、股神经和闭孔神经。因此，适用于膝部、大腿前部和髋部手术；加上坐骨神经阻滞可阻滞整个下肢；置入导管可用于膝关节和髋关节的术后持续镇痛。

2. 操作方法

一般采用后路法。患者侧卧位，患肢置于上部。确认双侧髂嵴并作一连线，此线常通过第 4 腰椎。在患侧连线上、由脊柱旁开 5 cm 处即为穿刺点。穿刺针由穿刺点垂直进针，直达第 4 腰椎横突；然后针尖向尾侧滑过第 4 腰椎横突下缘；继续进针约 0.5 cm 后有明显落空感，表明针已进入腰大肌间隙内；回吸无异常后注入局麻药 20~30 mL。用神经刺激器定位，当电流小于 0.5 mA 时仍有股四头肌收缩反应，可确定穿刺针已抵达腰丛。

3. 并发症

后路法腰丛阻滞进针过深时，有进入硬脊膜外隙、蛛网膜下隙或血管内的危险；也有导致血肿和神经损伤的可能。

(三) 股神经阻滞 (三合一阻滞)

1. 适应证

股神经主要支配大腿前部肌肉 (股四头肌、缝匠肌和耻骨肌) 以及从腹股沟韧带到膝部的皮肤。股神经阻滞可用于大腿前部和膝关节手术，常与其他下肢阻滞技术联合应用。

2. 操作方法

患者仰卧位，在腹股沟韧带中点可扪及股动脉搏动，穿刺点即在腹股沟韧带下方，股动脉搏动点外侧。将穿刺针与皮肤呈 45° 向头侧方向进针，出现异感则表明位置正确，回抽无异常后注入局麻药 20~30 mL。使用神经刺激仪定位时，通常先找到股神经前支，表现为大腿内侧缝匠肌收缩，此时应将针尖稍向外侧重新进针，抵达股神经后支时可引发股四头肌收缩，回抽无异常后注入局麻药。注药时同时压迫股管远端，使局麻药向近端扩散进入腰肌间隙，不仅可阻滞股神经，而且可阻滞闭孔神经和股外侧皮神经，因此也称为 "三合一阻滞"。但此方法对闭孔神经阻滞常不完善，故一般仅将其视为单纯股神经阻滞。

3. 并发症

由于穿刺点接近动脉，因此容易误伤动脉或将局麻药注入血管内。

（四）坐骨神经阻滞

1. 适应证

坐骨神经主要支配腘肌和膝盖远端所有下肢肌肉的运动，以及除隐神经支配的内侧面外，膝部远端下肢的所有感觉。临床上可联合隐神经或股神经阻滞用于膝关节以下无须止血带的手术。股后皮神经前段与坐骨神经伴行，支配大腿后部的皮肤，坐骨神经阻滞的同时也阻滞该神经。

2. 操作方法

（1）经典后路法：患者取侧卧位，阻滞侧下肢在上并屈髋屈膝，膝关节呈90°角，健侧下肢伸直。由股骨大转子与髂后上棘作一连线，连线中点作一条垂直线，与股骨大转子与骶裂孔连线的交点即穿刺点。使用 22 G 穿刺针垂直进针，直至出现异感，若无异感而触及骨质，则针尖可略偏向内侧或外侧再穿刺。出现异感后针稍后退，回吸无异常后注入局麻药 20～30 mL。

（2）前路法：患者仰卧，从大转子作一条平行于腹股沟韧带的直线，再沿腹股沟韧带将髂前上棘到耻骨结节连线分为三等分，在中、内 1/3 处作一垂直线与上述大转子线相交，交点即为穿刺点。将穿刺针垂直进针后稍偏向外侧，遇到骨质即为股骨小转子。将针尖向内侧滑过股骨并继续进针 5 cm 左右可引出异感，使用神经刺激仪时可出现肌肉收缩反应，回吸无异常后注入局麻药。该方法穿刺部位较深，操作较为困难。

3. 并发症

常见并发症为阻滞不全和神经损伤。

第四章　椎管内麻醉

椎管内麻醉包括蛛网膜下隙阻滞（简称腰麻）和硬脊膜外隙阻滞（含骶管阻滞）。将局麻药注入蛛网膜下隙，暂时使脊神经前根和后根的神经传导阻滞的麻醉方法称为蛛网膜下隙阻滞；将局麻药注入硬脊膜外隙，暂时阻断脊神经根的神经传导的方法，称为硬脊膜外隙阻滞，简称硬膜外阻滞。蛛网膜下隙阻滞的特点为所需麻醉药的剂量和容量较小，但能使感觉和运动神经阻滞完善，麻醉效果确切。而硬膜外阻滞则需要局麻药的剂量和容量均较大，药物吸收进入血液循环可能导致全身副作用；其优点是可以通过置管而连续给药，有利于时间长短不能确定的手术。蛛网膜下隙-硬膜外联合阻滞则可取两者的优点，在临床麻醉中应用日趋广泛。

椎管内麻醉能有效阻断外科手术刺激对机体产生的应激反应、减少术中出血量、降低术后血栓的发生；应用这些技术能缩短患者的住院时间，从而更加有效地利用卫生保健经费。

第一节　椎管内解剖与麻醉生理

一、椎管解剖

（一）脊椎的结构

脊椎由 7 节颈椎、12 节胸椎、5 节腰椎、融合成一块的 5 节骶椎及 3~4 节尾椎组成。成人脊椎有 4 个弯曲，颈曲和腰曲向前，胸曲和骶曲向后。仰卧位时，脊椎的最高点位于第 3 腰椎和第 3 颈椎，最低点位于第 5 胸椎和骶部。

脊椎由椎体、椎弓及棘突组成，相邻两个上下椎弓切迹之间构成椎间孔，脊神经根由此通过。颈椎与腰椎的棘突呈水平状排列，胸椎棘突呈叠瓦状排列。每个椎体与后方呈半环形的椎弓共同构成椎孔，所有椎孔连通呈管状，称为椎管。椎管上起枕骨大孔，下止于骶裂孔；在骶椎部分的椎管称为骶管。

（二）韧带

相邻两个椎骨的椎弓板由 3 条韧带相互连接，从内向外的顺序为：黄韧带、棘间韧带和棘上韧带。黄韧带位于相邻椎弓板之间，由黄色的弹力纤维构成，坚韧并富有弹性，从上位椎板内面的下缘连至下位椎板外面的上缘，参与构成椎管的后壁和后外侧壁。黄韧带的宽度约为椎管后壁的 1/2，腰部最为坚韧厚实，穿刺时可借助穿刺针触及该韧带有坚韧和阻力感，而再向前进针，一旦阻力消失，便知进入硬脊膜外隙。棘间韧带位于棘突之间，较薄弱；而棘上韧带为连接各棘突尖的纵行韧带，老年人棘上韧带可钙化。

（三）脊髓

脊髓位于椎管内，上端从枕骨大孔开始，在胚胎期充满整个椎管腔，新生儿终止于第 3 或第 4 腰椎，成人则终止于第 1、2 腰椎之间。在成人第 2 腰椎以下、小儿第 3 腰椎以下的蛛网膜下隙只有脊神经根，即马尾神经。所以，蛛网膜下隙穿刺时，成人应在第 2 腰椎以下、小儿应在第 3 腰椎以下的间隙穿刺，以免损伤脊髓。

（四）脊膜与腔隙

脊髓有 3 层被膜，即软脊膜、蛛网膜和硬脊膜。软脊膜紧贴于脊髓表面，与蛛网膜之间形成的腔隙为蛛网膜下隙。蛛网膜下隙除有脊髓外，还充满脑脊液。成人脑脊液总量约 120~150 mL，其中蛛网膜下隙含有 25~30 mL。正常脑脊液无色透明，pH 7.35，比重 1.003~1.009；压力平卧位时约 100 mmH$_2$O，侧卧位时 70~170 mmH$_2$O，坐位时 200~300 mmH$_2$O。蛛网膜与硬脊膜之间形成的潜在腔隙为硬脊膜下隙，此间隙在颈部较宽，在行颈部硬脊膜外隙阻滞或颈丛、肌间沟臂丛阻滞时容易误入此间隙。硬脊膜与椎管内壁（即黄韧带）之间构成硬脊膜外隙，其内充满血管、脂肪、淋巴及疏松结缔组织。成人硬脊膜外隙容积约 100 mL，其中骶管约 25~30 mL。在妊娠晚期，硬脊膜外隙的静脉丛呈怒张状态，老年人由于骨质增生及纤维化使椎管变窄，均可使硬脊膜外隙变小。

硬脊膜、蛛网膜和软脊膜均可沿脊神经根向两侧延伸，并包裹脊神经根，分别称为根硬脊膜、根蛛网膜和根软脊膜。根硬脊膜随着向椎间孔延伸而逐渐变薄。根蛛网膜细胞增生可形成绒毛结构，并可突进或穿透根硬脊膜。根蛛网膜和根软脊膜之间的腔隙称根蛛网膜下隙，与脊髓部蛛网膜下隙相通，在椎间孔处闭合成盲囊。在蛛网膜下隙注入墨汁时，可见墨水颗粒聚积在根蛛网膜下隙处，故又称墨水套囊。蛛网膜绒毛有利于引流脑脊液和清除蛛网膜下隙的颗粒物。

（五）骶管

骶管是硬脊膜外隙的一部分，呈三角形。骶管上自硬脊膜囊，即第 2 骶椎水平，终止于骶裂孔。行骶管穿刺时，切勿超过第 2 骶椎水平，以免误入蛛网膜下隙。

（六）脊神经及体表标志

脊神经共 31 对，包括 8 对颈神经、12 对胸神经、5 对腰神经、5 对骶神经和 1 对尾神经。每对脊神经分为前根和后根，前根从脊髓前角发出，由运动纤维和交感神经传出纤维组成；后根由感觉纤维和交感神经传入纤维组成。脊神经在人体皮肤分布的体表标志为：甲状软骨部位为 C$_2$，胸骨上缘为 T$_2$，双乳头连线为 T$_4$，剑突下为 T$_6$，平脐为 T$_{10}$。耻骨联合水平为 T$_{12}$。

二、椎管内阻滞的生理

（一）椎管内麻醉药物作用部位

目前认为，椎管内麻醉药物作用的主要部位是脊神经。蛛网膜下隙阻滞时，局麻药经脑脊液稀释和扩散后直接作用于脊神经根和脊髓表面，但主要是作用于脊神经根。硬膜外阻滞的机制比较复杂，多数意见为：①椎旁阻滞，药液由硬膜外间隙经椎间孔渗出，在椎旁阻滞脊神经根；②通过蛛网膜绒毛进入根蛛网膜下隙，作用于脊神经根；③直接透过硬脊膜和蛛网膜进入蛛网膜下隙，作用于脊神经根和脊髓表面。

（二）阻滞顺序

由于传递冲动的神经纤维互不相同，局麻药的阻滞顺序为，自主神经纤维先被阻滞，感觉神经纤维次之，运动神经纤维及有髓鞘的本体感觉纤维（A_γ 纤维）最后被阻滞。不同神经纤维被阻滞顺序依次为：血管舒缩→冷感→温感→对不同温度的辨别→慢痛→快痛→触觉→运动→压力感→本体感。消退顺序与阻滞顺序相反。

（三）阻滞平面差异

交感神经阻滞平面与感觉神经阻滞平面不一致，一般交感神经阻滞平面比感觉消失平面要高 2~4 个神经节段，感觉消失平面又比运动神经阻滞平面要高 1~4 个节段。

第二节　蛛网膜下隙阻滞

一、蛛网膜下隙阻滞的临床应用

（一）适应证

（1）下腹及盆腔手术如阑尾切除术、疝修补术、膀胱及前列腺手术、子宫及附件手术等。

（2）肛门及会阴部手术如痔切除术、肛瘘切除术等，采用鞍区麻醉则更合理。

（3）下肢手术如下肢的骨折或脱臼复位术、截肢术等，其止痛效果比硬膜外阻滞更完全，并可避免止血带所致不适。

（4）分娩镇痛。

（二）禁忌证或相对禁忌证

（1）中枢神经系统疾病：脊髓或脊神经根病变，脊髓的慢性或退行性病变，颅内高压患者。

（2）全身性严重感染以及穿刺部位有炎症或感染者。

（3）休克患者。

（4）腹内压明显增高者，如腹腔巨大肿瘤、大量腹水。

（5）精神病、严重神经官能症以及小儿等不合作患者。

（6）脊柱外伤或有明显腰背痛病史者，以及脊柱严重畸形者。

（三）麻醉前准备和麻醉前用药

1. 术前访视

术前访视患者应明确以下问题：

（1）是否适宜进行腰麻，有无腰麻禁忌证。从手术部位和时间考虑，应用腰麻是否安全可靠，阻滞时间是否合适。

（2）确定拟用局麻药的种类、剂量、浓度和配制方法，以及患者体位和穿刺点。

2. 麻醉前用药

蛛网膜下隙阻滞的麻醉前用药量不宜过大，应使患者保持清醒状态，以利于调节阻滞平面。

（四）常用局部麻醉药

1. 普鲁卡因

用于蛛网膜下隙阻滞的普鲁卡因为高纯度的白色晶体。成人用量100~150 mg。常用浓度为5%，麻醉起效时间为1~5分钟，麻醉维持时间为45~90分钟，适用于短小手术。常用5%普鲁卡因重比重液配制方法为：普鲁卡因150 mg溶解于脑脊液3 mL中。

2. 丁卡因

成人常用剂量为8~15 mg，常用浓度为0.3%~0.5%。临床上用1%丁卡因1 mL，加10%葡萄糖及3%麻黄碱各1 mL，配成丁卡因重比重液的标准配方，即所谓的1∶1∶1溶液。起效时间为5~10分钟，20分钟后阻滞平面固定，麻醉维持时间为2~3小时。

3. 丁哌卡因

为目前蛛网膜下隙阻滞的最常用药物，成人常用剂量为8~15 mg。一般用0.5%~0.75%丁哌卡因2 mL，加脑脊液1 mL，配成重比重溶液，麻醉维持时间为2~2.5小时。丁哌卡因起效时间需5~10分钟，麻醉平面调节不可操之过急，以免平面过高。

4. 左丁哌卡因

是丁哌卡因的S-对映体，蛛网膜下隙阻滞剂量与丁哌卡因相同，阻滞效果也相当。理论上全身毒性反应较丁哌卡因小。

5. 罗哌卡因

为新型长效酰胺类局麻药，毒性较小，安全性高，可产生感觉与运动阻滞分离。成人常用剂量为8~15 mg。一般用0.5%~0.75%罗哌卡因2 mL，加脑脊液1 mL，配成重比重溶液，麻醉维持时间为2小时左右。

（五）蛛网膜下隙穿刺术

1. 体位

蛛网膜下隙穿刺一般常取侧卧位。采用重比重溶液时，手术侧向下；采用轻比重溶液时，手术侧向上；鞍区麻醉一般取坐位。

2. 穿刺方法

穿刺点用0.5%~1%普鲁卡因或利多卡因作皮内、皮下和棘间韧带逐层浸润。常用的蛛网膜下隙穿刺术有以下两种。

（1）直入穿刺法：用左手拇、食指固定穿刺点皮肤。将穿刺针在棘突间隙中点与患者背部垂直、针尖稍向头侧缓慢刺入，并仔细体会针尖处的阻力变化。当针尖穿过黄韧带时，有阻力突然消失"落空"感觉，继续推进时常有第二个"落空"感觉，提示已穿破硬脊膜与蛛网膜而进入蛛网膜下隙。

（2）侧入穿刺法：于棘突间隙中点旁开1.5 cm处作局部浸润，穿刺针与皮肤成75°角对准棘突间孔刺入，经黄韧带及硬脊膜而达蛛网膜下隙。本法可避开棘上及棘间韧带，特别适用于棘上韧带钙化或脊柱畸形的患者。此外，当直入法穿刺未能成功时，也可改用本方法。

针尖进入蛛网膜下隙后，拔出针芯即有脑脊液流出；有时未见脑脊液流出可能系患者脑压过低所致，可试用压迫颈静脉或让患者屏气等措施，以促进脑脊液流出；也可旋转针干 180 ℃，或用注射器缓慢抽吸。经上述处理仍无脑脊液流出时，应重新穿刺。穿刺时如遇骨质，应改变进针方向，避免暴力，以免造成损伤。

（六）阻滞平面的调节

阻滞平面是指皮肤感觉消失的界限。临床上常以针刺皮肤测痛的方法来判断，同时观察运动神经麻痹的进展情况，也有助于了解其作用范围。如骶神经被阻滞时，足趾即不能活动，腰神经被阻滞则不能屈膝。T_7 神经以下被阻滞时，腹肌松弛，令患者咳嗽，可见腹肌松软膨起，大致判断运动神经纤维被阻滞的平面。

局麻药的剂量大小是决定蛛网膜下隙阻滞平面的主要因素，影响因素包括：穿刺间隙、患者体位、麻醉药容量和比重、注药速度和针尖斜口方向等。①穿刺部位：由于脊柱有四个生理曲度，如果经 $L_{2~3}$ 间隙穿刺注药，当患者转为仰卧后，药液将沿着脊柱的坡度向胸段移动，使麻醉平面偏高。如果在 $L_{3~4}$ 间隙穿刺注药，当患者仰卧后，大部分药液将向骶段方向移动，骶部及下肢麻醉较好，麻醉平面偏低。②患者体位和药液比重：重比重药液向低处扩散，轻比重药液向高处扩散。注药后一般应在 5~10 分钟之内调节患者体位，以获得所需麻醉平面。③注药速度：通常注射的速度愈快，麻醉范围愈广；相反，注射速度愈慢，药物愈集中，麻醉范围愈小。一般以每 5 秒注入 1 mL 药液为适宜。鞍区麻醉时，注射速度可减至每 30 秒 1 mL，以使药物集中于骶部。④穿刺针尖斜口方向：斜口朝向头侧，麻醉平面易升高；反之，麻醉平面不易上升。如果局麻药已经注入，则只能根据药物比重来调节患者的体位，以达到预定的麻醉平面。

（七）麻醉期间的管理

蛛网膜下隙阻滞后，可引起一系列生理扰乱，其程度与阻滞平面密切相关，平面愈高，扰乱愈明显。

1. 血压下降和心率缓慢

蛛网膜下隙阻滞平面超过凡后，常出现血压下降，多数于注药后 15～30 分钟发生，同时伴心率缓慢。血压下降主要因交感神经节前纤维被阻滞，使小动脉扩张、周围血管阻力下降，血液淤积于周围血管、回心血量减少、心排出量下降等造成。心率缓慢是因部分交感神经被阻滞，迷走神经相对亢进所致。处理应首先考虑补充血容量，可先快速输液 200～300 mL；如果无效可静注麻黄碱 10～15 mg；对心率缓慢者可静注阿托品 0.25～0.5 mg 以拮抗迷走神经的影响。

2. 呼吸抑制

当胸段脊神经阻滞后可引起肋间肌麻痹，表现为胸式呼吸微弱，腹式呼吸增强；患者潮气量减少，咳嗽无力，不能发声，甚至发绀。遇此情况应迅速吸氧，或行人工辅助呼吸，直至肋间肌张力恢复为止。如果发生"全脊麻"引起呼吸停止，血压骤降，甚至心搏骤停，应立即施行心肺复苏，采取气管内插管、机械通气，胸外心脏按压等抢救措施。

3. 恶心、呕吐

诱因包括：①血压骤降，使脑供血骤减，兴奋了呕吐中枢；②迷走神经功能亢进，胃肠蠕动增加；③手术牵拉内脏。一旦出现恶心、呕吐症状，应首先检查是否有麻醉平面过高及血压下降，并采取相应治疗措施。

二、蛛网膜下隙阻滞的并发症

（一）腰麻后头痛

头痛是腰麻后最常见的并发症，腰麻后头痛的平均发生率外科手术为 13%，妇产科为 18%。典型头痛可在穿刺后的 6～12 小时内发生，多数发病于腰麻后 1～3 天，75% 病例持续 4 天，10% 持续 1 周，个别可迁延 1～5 个月或更长时间。

腰麻后头痛的原因主要系脑脊液经穿刺孔漏出引起颅内压降低和颅内血管扩张所致，故穿刺针粗细与头痛发生率明显相关。采用 25~26 G 穿刺针可显著降低头痛发生率。麻醉后嘱患者仰卧位以减少脑脊液外流，并保证足够睡眠。一旦发生腰麻后头痛，可依头痛程度分别进行治疗：①轻微头痛：经卧床 2~3 天即自行消失；②中度头痛：患者平卧或采用头低位，每日输液 2000~3000 mL，并应用小剂量镇静药、镇痛药；③严重头痛：除上述措施外，可行硬膜外间隙充填疗法，即先抽取自体血 10 mL，或使用右旋糖酐 15~30 mL，在 10 秒内经硬膜外穿刺针注入硬膜外间隙，注后患者平卧 1 小时，疗效较好。

（二）尿潴留

由于 $S_{2~4}$ 的阻滞，可使膀胱张力丧失，此时，膀胱可发生过度充盈，特别是男性患者。如果术后需大量输液者应在手术前留置导尿管。

（三）神经并发症

腰麻致神经损害原因包括：局麻药的组织毒性、意外地带入有害物质及穿刺损伤。

1. 脑神经受累

腰麻后脑神经受累的发生率平均为 0.25%。累及第Ⅵ对脑神经较多见，约占 60%，其次为第Ⅶ对脑神经，约占 30%，其他神经受累仅占 10%。发生原因与腰麻后头痛的机制相似。多发生于术后 2~21 天，症状为剧烈头痛、畏光、眩晕、复视和斜视。治疗除给予适当镇痛药物缓解头痛外，还应补充维生素 B_1。

2. 假性脑脊膜炎

也称无菌性或化学性脑脊膜炎，发生率约 1：2000，多在腰麻后 3~4 天发病，临床表现主要是头痛及颈项强直，凯尔尼格征阳性，有时有复视、晕眩及呕吐。治疗方法与腰麻后头痛相似。

3. 粘连性蛛网膜炎

急性脑脊膜炎的反应多为渗出性变化，若炎症刺激严重则继发性地出现增生性改变及纤维化，此种增生性改变称为粘连性蛛网膜炎。潜伏期为 1~2 天，从运动障碍开始，可发展至完全肢体瘫痪。多为药物化学刺激所致，治疗主要是给予促进神经功能恢复的措施。

4. 马尾神经综合征

发生原因与粘连性蛛网膜炎相同，患者于腰麻后下肢感觉及运动功能长时间不恢复，神经系统检查发现骶尾神经受累，大便失禁及尿道括约肌麻痹，恢复异常缓慢。

第三节　硬膜外阻滞

一、硬膜外阻滞的临床应用

（一）适应证与禁忌证

硬膜外阻滞主要适用于腹部手术，颈部、上肢及胸部手术也可应用，但在管理上比较复杂。此外，凡适于腰麻的下腹部及下肢等部位手术，均可采用硬膜外阻滞。近年来，胸科及腹部手术多主张采用全麻复合硬膜外阻滞，可减少全麻药的应用，使麻醉更加平稳；留置硬膜外导管可用于术后行患者自控硬膜外镇痛（patient-controlled epidural analgesia，PCEA）。此外，还可以与腰麻联合应用于分娩镇痛。硬膜外阻滞对严重贫血、高血压（原发性或特发性高血压）及心脏代偿功能不良者应慎用，严重休克患者应禁用。穿刺部位有炎症或感染病灶者，也视为禁忌。对呼吸困难的患者也不宜选用颈、胸段硬膜外阻滞。

（二）麻醉前访视和麻醉前用药

1. 麻醉前访视

目的在于了解病情和手术要求，决定穿刺部位，选择局麻药浓度和剂量，检查患者循环系统功能能否耐受麻醉，检查脊柱是否有畸形，穿刺部位是否有感染，以及麻醉史及药物过敏史、凝血功能、水和电解质平衡等情况。

2. 麻醉前用药

硬膜外阻滞的局麻药用量较大，为预防局麻药毒性反应，术前 1～2 小时可给予巴比妥类药或苯二氮䓬类药；对阻滞平面高、范围大或迷走神经兴奋性高的患者，应同时加用阿托品，以防心率减慢。对术前有剧烈疼痛者应适量使用镇痛药。

（三）常用局麻药

见表 4-1。

表 4-1　硬膜外阻滞常用局麻药的浓度及剂量

局麻药	浓度（％）	一次最大剂量 （mg）	起效时间 （min）	持续时间 （min）
氯普鲁卡因	2～3	800	10～15	45～60
丁卡因	0～2～0.3	75	15～20	90～180
利多卡因	1.5～2.0	400	5～15	80～120
丁哌卡因	0.5～0.75	150	10～20	165～225
左丁哌卡因	0.5～0.75	150	10～20	150～225
罗哌卡因	0.5～10	200	10～20	140～180

（四）应用局麻药的注意事项

1. 局麻药浓度的选择

决定硬膜外阻滞范围的最主要因素是局麻药的容量，决定阻滞程度和作用持续时间的主要因素是局麻药的浓度。根据穿刺部位和手术要求不同，对麻醉药浓度应作适当选择。以利多卡因为例，颈胸部手术以 1%～1.3% 为宜，浓度过高可引起膈肌麻痹；用于腹部手术为达到腹肌松弛，需用 1.5%～2% 浓度。此外，浓度选择还与患者一般情况有关，健壮患者所需浓度宜偏高，虚弱或老年患者浓度应降低，婴幼儿应用 1% 以内的浓度即可取得满意效果。

2. 注药方法

一般可按下列顺序给药：①试验剂量：一般为 2% 利多卡因 3～5 mL，目的在于排除意外进入蛛网膜下隙的可能。如果注药后 5 分钟内出现下肢痛觉和运动消失，以及血压下降等症状，提示局麻药已进入蛛网膜下隙，严重时可发生全脊麻，应立即进行抢救。此外，从试验剂量所出现的阻滞范围及血压波动幅度，可了解患者对药物的耐受性，以指导继续用药的剂量。②追加剂量：注入试验剂量5 分钟后，如无蛛网膜下隙阻滞征象，方可注入追加剂量。虽然追加剂量的大小因人而异，给药方法也有不同，但阻滞范围应能满足手术的要求。试验剂量和追加剂量之和称初量。③维持量：术中患者由无痛转而出现痛感，肌肉由松弛转为紧张，应考虑局麻药的阻滞作用开始减退，可追加维持量，一般为初量的 1/3～1/2。

（五）硬膜外间隙穿刺术

1. 体位

分侧卧位及坐位两种，临床上主要采用侧卧位，具体要求与蛛网膜下隙阻滞法相同。

2. 穿刺点的选择

穿刺点应根据手术部位选定，一般取支配手术范围中央的脊神经相应棘突间隙。为确定各棘突的位置，可参考下列体表解剖标志：①颈部最大突起的棘突为第7颈椎棘突；②两侧肩胛冈连线为第3胸椎棘突；③肩胛角连线为第7胸椎棘突；④两侧髂嵴最高点的连线为第4腰椎棘突或腰$_{4\sim5}$棘突间隙。临床上可用第7颈椎棘突作为标志向尾侧顺数，或以第4腰椎棘突为标志向头侧倒数，即可测得穿刺间隙。

3. 穿刺术

包括直入法和侧入法两种。颈椎、胸椎上段及腰椎的棘突呈平行排列，多主张用直入法；胸椎中下段的棘突呈叠瓦状，间隙狭窄，穿刺困难时可用侧入法。老年人棘上韧带钙化，脊柱弯曲受限者，一般宜用侧入法。

（1）直入法：在选定的棘突间隙靠近下棘突的上缘处作皮丘，然后再作深层浸润，局麻必须完善，否则疼痛可引起反射性背肌紧张，增加穿刺困难。针的刺入位置必须在脊柱的正中矢状线上。针尖所经的组织层次与腰麻时一样，穿透黄韧带时有阻力骤然消失感，提示进入硬膜外间隙。

（2）侧入法：侧入法是在棘突间隙中轴线的中点旁开1.5 cm处进针，避开棘上韧带和棘间韧带，经黄韧带进入硬膜外间隙。操作步骤：在选定的棘突间隙靠近下棘突旁开1.5 cm处作皮丘、皮下及肌肉浸润。穿刺针与皮肤成45°～75°角对准棘突间孔刺入，经棘突间孔刺破黄韧带进入硬膜外间隙。

4. 硬膜外间隙的确定

穿刺针到达黄韧带后，根据阻力突然消失、负压的出现以及无脑脊液流出等现象，即可判断穿刺针已进入硬膜外间隙。

（1）阻力突然消失：当穿刺针抵达黄韧带时，阻力增大，并有韧性感；将针芯取下，接上注射器，推动注射器芯，有回弹感觉，表明针尖已抵达黄韧带；

继续缓慢进针，一旦穿破黄韧带，即有阻力顿时消失的"落空感"，同时注入生理盐水无阻力，表示针尖已进入硬膜外间隙。

（2）负压现象：临床上常用负压现象来判断硬膜外间隙。当穿刺针抵达黄韧带时，拔除穿刺针芯，在针蒂上悬挂一滴生理盐水，继续缓慢进针。当针尖穿透黄韧带而进入硬膜外间隙时，可见悬滴被吸入，此即为负压现象的悬滴法。负压现象于颈胸段穿刺时比腰段清楚。

确定针尖已进入硬膜外间隙后，即可经针蒂置入硬膜外导管。置管前应根据拟定的置管方向调整好针尖斜面的方向。导管置入长度以 3~5 cm 为宜。

5. 置管操作步骤

①置管时应先测量从穿刺点皮肤到硬膜外间隙的距离，即将穿刺针全长减去针蒂至皮肤的距离即得。②操作者以左手背贴于患者背部，以拇指和食指固定针蒂，右手持导管的头端，经针蒂插入针腔。进至 10 cm 处稍有阻力，表示导管已到达针尖斜口，稍用力推进，导管即可滑入硬膜外间隙，继续缓慢插入 3~5 cm，至导管的 15 cm 刻度处停止。③拔针时，应一手退针，另一手固定好导管，以防将导管带出。在拔针过程中不要随意改变针尖的斜口方向，以防斜口割断导管。④调整好导管在硬膜外的长度。如置入过长，可轻轻将导管向外退拉至预定的刻度。⑤导管尾端接上注射器，注入少许生理盐水，无阻力，回吸无血或脑脊液，表示导管通畅，位置正确，即可固定导管。

6. 置管注意事项

①导管已越过穿刺针斜口而遇阻力需将导管退出重插时，必须将导管与穿刺针一并拔出，切忌只拔导管，否则会有针尖斜口割断导管的危险。②插管过程中如患者出现肢体异感或弹跳，提示导管已触及脊神经根；异感严重者，应将穿刺针与导管一并拔出，重新穿刺置管。③导管内流出全血，提示导管已刺破硬膜外间隙静脉丛，可用含少量肾上腺素的生理盐水作冲洗，如仍流血时，应考虑另换

间隙作穿刺置管。

（六）硬膜外阻滞平面的调节

影响硬膜外阻滞平面的因素很多，其中最重要的是穿刺部位，如果选择不当，将导致阻滞范围不能满足手术要求。此外，导管的位置和方向、药物容量、注药速度、患者体位以及全身情况等均起重要作用。

1. 导管的位置和方向

向头端置管时，药物易向头侧扩散；向尾端置管时，药液多向尾侧扩散。如果导管偏于一侧，可出现单侧麻醉。如导管误入椎间孔，则只能阻滞单根脊神经。

2. 药物容量和注药速度

容量愈大，注药速度愈快，阻滞范围愈广，反之则阻滞范围较窄。

3. 体位

硬膜外间隙注入药物，其扩散很少受体位的影响，故临床可不必调整体位。

4. 患者情况

婴幼儿硬膜外间隙窄小，药物易向头侧扩散，所需药物量小。老年人硬膜外间隙缩小，椎间孔狭窄甚至闭锁，药物的外溢减少，阻滞范围容易扩大，用药量须适当减少。临床操作时，可先注射 2~4 mL 作为试验量，观察阻滞范围大小后再酌情分次减量追加药物。妊娠后期，由于下腔静脉受压，硬膜外间隙静脉充盈，间隙相对变小，药物容易扩散，用药量也应减少。有些病理因素，如全身情况差、脱水、血容量不足、腹内压增高，可加速药物扩散，用药量应格外慎重。

（七）硬膜外阻滞术中患者的管理

硬膜外间隙注入局麻药 5~10 分钟内，在穿刺部位的上下各 2、3 节段的皮肤支配区可出现感觉迟钝，20 分钟内阻滞范围可扩大到所预期的范围，麻醉也趋完全。由此可引起一系列生理扰乱，最常见的是血压下降、呼吸抑制和恶心呕吐。因此，术中应注意麻醉平面，密切观察病情变化，及时进行妥善处理。

1. 血压下降

多发生于胸段硬膜外阻滞，由于内脏大小神经麻痹，导致腹内血管扩张，回心血量减少而血压下降，同时副交感神经功能相对亢进，可出现心动过缓。这些变化多于注药后 20 分钟内出现，应先行输液补充血容量，必要时静注麻黄碱 10~ 15 mg 或去氧肾上腺素 25~50 mg，可获得满意效果。

2. 呼吸抑制

阻滞平面低于凡对呼吸功能影响很小。颈部及上胸部硬膜外阻滞时，由于肋间肌和膈肌不同程度麻痹，可出现呼吸抑制。此外，颈胸部硬脊膜外隙相对较小，故应采用小剂量、低浓度局麻药，以减少对运动神经的阻滞。术中必须仔细观察患者呼吸，并做好急救准备。

3. 恶心呕吐

硬膜外阻滞并不能消除牵拉内脏所引起的牵拉痛或牵拉反射，患者常出现胸闷不适，甚至烦躁、恶心、呕吐，必要时可静注辅助药物加以控制，如芬太尼（50 μg）。

二、硬膜外阻滞的并发症

（一）穿破硬脊膜

1. 原因

硬膜外穿刺时穿破硬脊膜的原因有操作因素，也有患者本身的因素。

（1）操作因素：①硬膜外穿刺是一种盲探性操作技术，初学者在穿刺时可能对椎间不同韧带的层次感体会不深；②麻醉科医师在穿刺时进针过快，或遇到骨质而突然滑入；③导管质地过硬，也可增加穿破硬脊膜的可能性，且不容易被发现。

（2）患者因素：①多次接受硬膜外阻滞，由于反复创伤、出血或药物的化学刺激，硬膜外间隙因粘连而变窄，往往在穿刺针穿过黄韧带时即可同时穿破硬脊膜；②脊柱畸形、病变、腹内巨大肿块或腹水，脊柱不易弯曲而造成穿刺困难，反复试探性穿刺时有可能穿破硬脊膜；③老年人韧带钙化，常在穿过黄韧带后滑入蛛网膜下隙，故老年人穿破率比年轻人高 2 倍；④因先天性硬脊膜菲薄，可致穿破率增加；⑤小儿由于其硬膜外间隙较成人更为狭窄，操作更加困难，且必须在全麻或基础麻醉下进行，更易穿破硬脊膜。

2. 处理

一旦硬脊膜被穿破，应改换其他麻醉方法，如全麻或神经阻滞。如穿刺点在腰₂以下，手术区域在下腹部、下肢或肛门会阴区者，可慎用蛛网膜下隙阻滞。

（二）穿刺针或导管误入血管

1. 硬膜外间隙

有丰富的血管丛，穿刺针或导管误入血管并不罕见。尤其是足月妊娠者，因硬膜外间隙静脉怒张，发生率更高。误入血管会因穿刺针或导管内出血而被发现，少数病例因导管开口处被凝血块阻塞而不易被发现，注药时小凝血块被推开，局麻药便直接注入血管内而发生毒性反应。

2. 预防措施

①导管宜从正中入路置入；②导管置放后注局麻药前应轻轻抽吸，验证有无血液；③常规通过导管注入试验剂量局麻药；④导管及盛有局麻药的注射器内如有血染，应警惕导管进入血管内的可能。

3. 处理

如遇血液由穿刺针或导管流出，可将导管退出 1 cm 并以生理盐水 10 mL 冲洗，多可停止或缓解；不能缓解者，或改变间隙重新穿刺，或改为其他麻醉方法。但有凝血障碍者，有发生硬膜外血肿的危险，术后应密切观察，及时发现和处理。如果导管进入血管内而未及时发现，注入局麻药而引起局麻药毒性反应者，应立即按局麻药毒性反应处理。

（三）导管折断

1. 原因

①遇导管尖端越过穿刺针斜面后不能继续进入时，若试图仅将导管退出，导管可能被穿刺针的斜面切断。②骨关节炎患者，椎板或棘间韧带将导管夹住，出现拔管困难，若强力拔出会拉断导管。③导管折叠、导管在硬膜外间隙圈绕成结，导管拔出困难。遇此情况，须切开各层组织直至折叠或圈结部位，始能取出。

2. 处理

由于导管残端可能在硬膜外间隙，也可能在软组织内，难以定位，采取手术取出的创伤较大，手术也不一定能成功。因此，一般都不主张马上手术取出。残留导管一般不会引起并发症，但事发后应告知患者，消除顾虑，取得理解和配合，同时予以仔细观察和随访。如果术毕即发现导管断端在皮下，可在局麻下作切口取出。

（四）全脊麻

行硬膜外阻滞时，如穿刺针或硬膜外导管误入蛛网膜下隙而未能及时发现，超过腰麻数倍量的局麻药注入蛛网膜下隙，可产生异常广泛的阻滞，产生全脊麻。临床表现为全部脊神经支配的区域均无痛觉、低血压、意识丧失及呼吸停止。全脊麻的症状及体征多在注药后短时间内出现，若处理不及时可能发生心搏骤停。因此，应严格操作规程，不能省略"试验剂量"。

处理原则：①维持患者呼吸和循环功能。如患者神志消失，应行气管插管和机械通气，加速输液，必要时给予血管活性药升高血压；②如出现心搏骤停，应立即行心肺复苏。

（五）脊神经根或脊髓损伤

1. 脊神经根损伤

可因穿刺针直接损伤神经根。穿刺过程中如患者主诉有电击样痛，并向一侧肢体传导，应停止进针，避免加重损伤。脊神经根损伤以后根为主，临床表现为受损神经根分布区域烧灼感或疼痛，如损伤胸脊神经根则呈"束带样痛"，四肢呈条形分布，可表现为感觉减退或消失。根痛症状的典型伴发现象是脑脊液冲击征，即咳嗽、喷嚏或用力憋气时疼痛或麻木加重。根痛以损伤后3天之内最剧，然后逐渐减轻，2周内多数患者缓解或消失，遗留片状麻木区也可持续数月以上，可采用对症处理。

2. 脊髓损伤

穿刺针或导管也可直接损伤脊髓，当触及脊髓时，患者肢体有电击样异感。轻者数分钟消失，重者异感持续不退，应放弃阻滞麻醉，以免加重神经并发症。若导管插入脊髓或局麻药注入脊髓，可造成严重损伤，甚至横贯性损伤，患者立即感剧痛，偶有一过性意识障碍，完全松弛性截瘫。脊髓横贯性损伤时血压偏低而不稳定。严重损伤所致的截瘫预后不良。

脊髓损伤早期与脊神经根损伤的鉴别：①脊神经根损伤当时有"触电"或痛感，而脊髓损伤时为剧痛，偶伴一过性意识障碍；②脊神经根损伤以感觉障碍为主，有典型"根痛"，很少有运动障碍；③脊神经根损伤后感觉缺失仅限于1~2根脊神经支配的皮区，与穿刺点棘突的平面一致；而脊髓损伤的感觉障碍与穿刺点不在同一平面，颈部低一节段，上胸部低两节段，下胸部低三节段。

（六）硬膜外血肿

硬膜外间隙有丰富的静脉丛，穿刺出血率约为2%~6%，但形成血肿出现并发症者，发生率仅 0.0013% ~ 0.006%。形成血肿的直接原因是穿刺针和置入导管的损伤，如患者合并凝血功能障碍或服用抗凝药物，则硬膜外血肿发生的概率增加。硬膜外血肿虽然罕见，但在硬膜外阻滞并发截瘫的原因中却占首位。

临床表现：开始时背痛，短时间后出现肌无力及括约肌障碍，发展至完全截瘫。硬膜外阻滞后若出现麻醉作用持久不退，或消退后再度出现感觉减退、肌无力甚至截瘫等，为血肿形成压迫脊髓的征兆；椎管造影、CT 或磁共振对于明确诊断及阻塞部位很有帮助；脑脊液检查仅蛋白含量略高，压颈试验提示椎管阻塞。

预后取决于早期诊断和及时手术，如确诊后尽早（8 小时内）行椎板减压术，清除血肿，症状多可缓解，预后较好。如超过 12 小时再行手术，恢复可能性极小。因此，对有凝血障碍及正在使用抗凝治疗的患者，应避免应用硬膜外阻滞；穿刺操作时应强调避免暴力及反复穿刺。

三、骶管阻滞

骶管阻滞是经骶裂孔穿刺，将局麻药注入骶管腔内以阻滞骶脊神经，属硬膜外阻滞。适用于直肠、肛门及会阴部手术，也用于婴幼儿及学龄前儿童的腹部手术。

（一）穿刺点定位方法

从尾骨尖沿中线向头方向 3 ~ 4 cm 处（成人），可触及一有弹性的 V 形凹陷，凹陷两旁可触到蚕豆大骨质隆起的骶角，位于两骶角连线中点的凹陷即为穿刺点——骶裂孔。髂后上棘连线处在第 2 骶椎平面，是硬脊膜囊的终止部位，骶管穿刺针如越过此连线，即有误入蛛网膜下隙发生全脊麻的危险。

（二）穿刺与注药

患者取侧卧位或俯卧位。侧卧位时，腰背应尽量向后弓曲，双膝屈向腹部。

俯卧位时，髋部需垫厚枕以抬高骨盆，暴露骶部。于骶裂孔中心做皮内小丘，但不做皮下浸润，否则将使骨质标志不清，妨碍穿刺点定位。将穿刺针垂直刺进皮肤，当刺破骶尾韧带时可有阻力消失感觉。此时将针干向尾侧倾斜，与皮肤呈30°～45°角顺势推进 2 cm 即可到达骶管腔。接上注射器，抽吸无脑脊液，注射生理盐水和空气无阻力，也无皮肤隆起，证实针尖确在骶管腔内，即可注入试验剂量。

观察 5 分钟内无蛛网膜下隙阻滞现象，即可分次注入其余药液。

穿刺成功的要点在于掌握好穿刺针的方向。如果针与尾侧皮肤角度过小，即针体过度放平，针尖可在骶管的后壁受阻；若角度过大，针尖常可触及骶管前壁。

穿刺时如遇骨质，不宜用暴力，应退针少许，调整针体倾斜度后再进针，以免引起剧痛和损伤骶管静脉丛。当抽吸有较多回血时，应放弃骶管阻滞，改用腰部硬膜外阻滞。

（三）常用局麻药

常采用1%～1.5%利多卡因、0.5%丁哌卡因或 0.5%罗哌卡因，注入局麻药15～20 mL 即可满足骶管阻滞的麻醉效果。

（四）并发症

骶管腔内有丰富的静脉丛，穿刺时容易出血。对局麻药的吸收也快，易产生局麻药毒性反应。如注药过快，则可能导致眩晕和头痛。因骶裂孔解剖变异较多，故阻滞的失败率较高。由于骶神经阻滞时间较长，术后尿潴留较多。

第四节　蛛网膜下隙-硬膜外联合阻滞

蛛网膜下隙-硬膜外联合阻滞（combined spinal-epidural anesthesia，CSEA；简称腰麻-硬膜外联合阻滞）近年来已广泛应用于经腹、盆腔手术，并取得满意效果。经腹、盆腔手术要求麻醉应充分镇痛与肌松，因此常需较广泛阻滞，麻醉上界需达 T_6，下界需达 S_4，手术时间长。如采用硬膜外阻滞，需选用双管法连续硬膜外阻滞，此法不仅操作复杂，局麻药用量也多，部分患者仍存在盆腔内脏牵拉反应，常需辅助大量镇痛药方能完成手术操作。腰麻-硬膜外联合阻滞既保留了腰麻起效快、镇痛完善与肌松良好的优点，也便于调节麻醉平面，防止麻醉平面过高。经硬膜外导管追加局麻药可弥补单纯腰麻阻滞平面不足或阻滞时间不够的缺点。

腰麻-硬膜外联合阻滞可选用两点穿刺法，也可采用一点穿刺方法。既向蛛网膜下隙注药，同时也经此穿刺针置入硬膜外导管。两点法穿刺时，先根据手术部位选择合适的穿刺间隙行硬膜外穿刺，留置硬膜外导管备用；然后再于 $L_{2\sim3}$ 或 $L_{3\sim4}$ 行蛛网膜下隙穿刺，注局麻药行腰麻。一点穿刺法时，应用特制的联合穿刺针选择经 $L_{2\sim3}$ 间隙穿刺。当硬膜外穿刺成功后，用 25 G 腰麻针经硬膜外穿刺针管腔内行腰麻穿刺；当脑脊液流出后，将所需局麻药注入蛛网膜下隙（腰麻）；然后退出腰麻穿刺针，再经硬膜外穿刺针向头端置入硬膜外导管 3~5 cm，置管后将硬膜外穿刺针退出，并将硬膜外导管妥为固定。

腰麻-硬膜外联合阻滞时所用的腰麻穿刺针较细，注药时间需 45~60 秒，但腰麻与硬膜外用药量均较两点穿刺法为少。一点穿刺法对患者的损伤小，由于采用 25 G 腰麻穿刺针，术后头疼发生率也明显减低。

第五章　全身麻醉

　　麻醉药经呼吸道吸入或静脉、肌内注射进入人体，产生中枢神经系统的抑制，临床表现为神志消失、全身的痛觉丧失、遗忘、反射抑制和一定程度的肌肉松弛，这种方法称为全身麻醉。麻醉药对中枢神经系统抑制的程度与血液内的药物浓度有关，并且可以调控。这种抑制是完全可逆的，当药物被代谢或从体内排出后，患者的神志、感觉和各种反射逐渐恢复。为了确保患者的安全，全身麻醉时一般都要求建立人工气道。对于短小手术、容易保持气道通畅者，也可不建立人工气道。由于患者呼吸道的通畅性没有保障，且不易实施有效的人工呼吸，因此不建立人工气道的全身麻醉可能更危险。全身麻醉不同于普通的睡眠，全身麻醉对中枢神经系统，呼吸、循环系统以及对伤害性刺激的反应等均产生不同程度的抑制，甚至消失。

第一节　全身麻醉药

　　根据用药途径和药物的作用机制不同，可将全身麻醉药分为吸入麻醉药、静脉麻醉药。肌肉松弛药（简称"肌松药"）和麻醉性镇痛药一般视为全麻辅佐用药。

一、吸入麻醉药

　　吸入麻醉药是指经呼吸道吸入人体内并产生全身麻醉作用的药物。可用于全身麻醉的诱导和维持。

（一）理化性质与药理性能

现今常用的吸入麻醉药多为卤素类，经呼吸道吸入后，通过与脑细胞膜的相互作用而产生全身麻醉作用。吸入麻醉药的强度是以最低肺泡浓度（minimum alveolar concentration，MAC）来衡量的。MAC 是指某种吸入麻醉药在一个大气压下与纯氧同时吸入时，能使 50% 患者在切皮时不发生摇头、四肢运动等反应时的最低肺泡浓度。因为 MAC 是不同麻醉药的等效价浓度，所以能反映麻醉药的效能，麻醉药的 MAC 越小其麻醉效能越强。吸入麻醉药的油/气分配系数（即脂溶性）和血/气分配系数（即药物在血液中的溶解度）对其药理性能有明显影响。吸入麻醉药的强度与其油/气分配系数呈正比关系，油/气分配系数越高，麻醉强度越大，MAC 则越小。麻醉深度与脑内吸入麻醉药的分压相关，当肺泡、血液和脑组织中的吸入麻醉药分压达到平衡时，肺泡药物浓度（F_A）则可反映吸入麻醉药在脑内的分布情况。吸入麻醉药的可控性与其血/气分配系数相关，血/气分配系数越低者，在肺泡、血液和脑组织中的分压达到平衡状态的时间越短，因而在中枢神经系统内的浓度越容易控制。因此，氧化亚氮（笑气）、地氟烷和七氟烷的血/气分配系数较低，其诱导和恢复的速度都较快。

（二）影响肺泡药物浓度的因素

吸入麻醉药是通过麻醉机以流经吸入麻醉药蒸发器的新鲜气流为载体，将麻醉药带入呼吸环路进入呼吸道和肺泡内，使肺泡中吸入麻醉药的分压上升。在分压差的驱动下，吸入麻醉药以弥散的方式跨过肺泡膜进入流经肺泡的血液内（即肺循环对药物的摄取），并通过血液循环将药物转运到中枢神经系统或其他组织。停止吸入麻醉药后，吸入麻醉药又以弥散方式由体内各器官和组织进入静脉血，弥散到肺泡气内，再经过呼吸道排出到体外。肺泡药物浓度（F_A）是指吸入麻醉药在肺泡内的浓度，而吸入药物浓度（F_I）是指从环路进入呼吸道的药物浓度。临床上常以 F_A 和 F_A/F_I 来比较不同药物肺泡浓度上升的速度。F_A 和 F_A/F_I

的上升速度取决于麻醉药的输送和由肺循环摄取的速度。影响因素有：

1. 通气效应

肺泡通气量增加，可将更多的药物输送到肺泡以补偿肺循环对药物的摄取，结果加速了 F_A 升高和 F_A/F_I 上升的速度。药物的血/气分配系数越大，被血液摄取量也越多。因此，对于血/气分配系数大的药物来说，通气量增加对 F_A 升高和 FA/F_I 上升的影响则更明显。

2. 浓度效应

吸入药物浓度 （F_I) 不仅可影响 F_A 的高低，而且影响 F_A 上升的速度，即 F_I 越高，F_A 上升越快，称为浓度效应。假如吸入浓度为 100%（为假设的理论数值，因为还需同时吸氧），F_A 上升非常快。因为这时 F_A 只取决于肺泡通气时向肺内输送气体的速度，肺循环对药物的摄取已不能限制 F_A/F_I 的上升速度。

3. 心排出量 （CO）

麻醉药是在分压差的驱动下，以弥散方式由肺泡向血液转移的。在肺泡通气量不变时，心排出量增加，通过肺循环的血流量也增加，被血液摄取并移走的麻醉药也增加，结果 F_A 上升减慢。心排出量对 F_A 的影响，还与药物的血/气分配系数有关，血/气分配系数越大，心排出量增加引起的血液摄取量也越多，F_A 降低也越明显。

4. 血/气分配系数

血/气分配系数越高，被血液摄取的麻醉药越多，F_A 上升减慢，麻醉诱导期延长，麻醉恢复也较慢。从临床角度讲，血/气分配系数越低表示麻醉诱导期 F_A 上升快，麻醉恢复期 F_A 降低快，肺泡、血液和脑组织之间容易达到平衡，麻醉深度容易控制。吸入麻醉药的可控性与血/气分配系数呈反比关系。

5. 麻醉药在肺泡和静脉血中的浓度差 （F_{A-V})

F_{A-V} 越大，肺循环摄取的药量越多，即肺血从肺泡带走的麻醉药越多。在麻醉诱导早期，混合静脉血中的麻醉药接近零，F_{A-V} 很大，促进了血液对麻醉药的摄取。随着麻醉的加深和时间的延长，静脉血中麻醉药浓度增加，使 F_{A-V} 降低，摄取速度减慢，摄取量亦减少，最终达到相对稳定状态。

(三) 代谢和毒性

大多数吸入麻醉药的脂溶性较大，很难以原型由肾脏排出，绝大部分由呼吸道排出，仅小部分在体内代谢后随尿排出。药物的主要代谢场所是肝脏，细胞色素 P450 是重要的药物氧化代谢酶，能加速药物的氧化代谢过程。此外，有些药物具有药物代谢酶诱导作用，可加快其自身代谢速度。药物的代谢过程及其代谢产物对肝脏和肾脏的功能都有不同程度的影响，影响的程度与药物代谢率和代谢中间产物及最终产物的毒性有关。一般来说，药物的代谢率越低，其毒性也越低。因此，对慢性肾功能不全或应用酶诱导药物者，应慎用卤素类吸入麻醉药。

(四) 常用吸入麻醉药

1. 氧化亚氮 (nitrousoxide，N_2O，笑气)

为麻醉性能较弱的气体麻醉药，氧化亚氮对心肌有一定的直接抑制作用，但对心排出量、心率和血压都无明显影响，可能与其可兴奋交感神经系统有关。对肺血管平滑肌有收缩作用，使肺血管阻力增加而导致右房压升高，但对外周血管阻力无明显影响。对呼吸有轻度抑制作用，使潮气量降低和呼吸频率加快，但对呼吸道无刺激性，对肺组织无损害。因其血/气分配系数很低，肺泡浓度和吸入浓度的平衡速度非常快，肺泡通气量或心排出量的改变对肺循环摄取 N_2O 的速度无明显影响。N_2O 可引起脑血流量增加而使颅内压轻度升高。N_2O 几乎全部以原型由呼吸道排出，对肝肾功能无明显影响。

临床应用：常与其他全麻药复合应用于麻醉维持，常用吸入浓度为 50%~70%。吸入 50%N_2O 可用于牙科或产科镇痛。麻醉时必须维持吸入氧浓度 (FiO_2) 高于 0.3，以免发生低氧血症。在 N_2O 麻醉恢复期有发生弥散性缺氧的可能，停止吸 N_2O 后应吸纯氧 5～10 分钟。N_2O 可使体内封闭腔（如中耳、肠腔等）内压升高，因此气胸、肠梗阻、体外循环以及胸腔镜、腹腔镜等手术不宜应用。

2. 恩氟烷

麻醉性能较强。恩氟烷对中枢神经系统（CNS）有抑制作用，随着吸入浓度逐渐升高（>3%），脑电图（EEG）可出现癫痫样棘波和爆发性抑制。对心肌收缩力有抑制作用，引起血压、心排出量和心肌氧耗量降低。对外周血管有轻度舒张作用，导致血压下降和反射性心率增快。虽然恩氟烷也可引起心肌对儿茶酚胺的敏感性增加，但肾上腺素的用量达 $4.5\mu g/kg$ 时仍不至引起心律失常。对呼吸道无刺激性，不引起唾液和气道分泌物的增加。对呼吸的抑制作用较强，表现为潮气量降低和呼吸频率增快。可增强非去极化肌松药的作用。主要代谢产物 F^- 有肾毒性，长期应用异烟肼治疗者及肥胖患者吸入恩氟烷后，血浆中的 F^- 浓度可增加；但一般临床麻醉后，血浆 F^- 浓度低于肾毒性阈值。

临床应用：常用于麻醉的维持，维持期的吸入浓度为 0.5%～2%。恩氟烷可使眼内压降低，对眼内手术有利。因深麻醉时脑电图显示癫痫样发作，临床表现为面部及肌肉抽搐，因此有癫痫病史者应慎用。

3. 异氟烷

麻醉性能强。异氟烷在低浓度时对脑血流无影响，高浓度时（>1MAC）可使脑血管扩张、脑血流增加和颅内压升高。对心肌收缩力的抑制作用较轻，对心排出量的影响较小，但可明显降低外周血管阻力而降低动脉压；不增加心肌对外源性儿茶酚胺的敏感性。对呼吸有轻度抑制作用，对支气管平滑肌有舒张作用。可增强非去极化肌松药的作用。代谢率很低，最终代谢产物为三氟乙酸。临床麻醉时血浆最高 F^- 浓度低于 $10 \mu mol/L$；应用酶诱导剂时，肝内代谢和 F^- 浓度无明显增加。因此，对肝肾功能无明显影响。

临床应用：常用于麻醉的维持。吸入浓度为 0.5%~2% 时，可保持循环功能稳定；停药后苏醒较快，约 10~15 分钟。因其对心肌收缩力抑制轻微，而对外周血管扩张明显，因而可用于控制性降压。

4. 七氟烷

麻醉性能较强。七氟烷对 CNS 有抑制作用，对脑血管有舒张作用，可引起颅内压升高。对心肌收缩力有轻度抑制，可降低外周血管阻力，引起动脉压和心排出量降低。对心肌传导系统无影响，不增加心肌对外源性儿茶酚胺的敏感性。在 1.5 MAC 以上时对冠状动脉有明显舒张作用，有引起冠脉窃流的可能。对呼吸道无刺激性，不增加呼吸道的分泌物。对呼吸的抑制作用比较强，对气管平滑肌有舒张作用。可增强非去极化肌松药的作用，并延长其作用时间。主要在肝脏代谢，产生 F^- 和有机氟，临床麻醉后，血浆 F^- 浓度一般为 20~30 $\mu mol/L$，低于肾毒性阈值。

临床应用：可用于麻醉诱导和维持。用面罩诱导时，呛咳和屏气的发生率很低。维持麻醉浓度为 1.5%~2.5% 时，循环稳定。麻醉后清醒迅速，清醒时间在成人平均为 10 分钟，小儿为 8.6 分钟。苏醒过程平稳，恶心和呕吐的发生率低。但在钠石灰中可发生分解，尤其在钠石灰干燥和温度升高时。

5. 地氟烷

麻醉性能较弱。可抑制大脑皮层的电活动，降低脑氧代谢率；低浓度虽不抑制中枢对 CO_2 的反应，但过度通气时也不使颅内压降低；高浓度可使脑血管舒张，并降低其自身调节能力。对心肌收缩力有轻度抑制作用，对心率、血压和心排出量影响较轻；当浓度增加时，可引起外周血管阻力降低和血压下降。不增加心肌对外源性儿茶酚胺的敏感性。对呼吸有轻度抑制作用，可抑制机体对 $PaCO_2$ 升高的反应，对呼吸道也有轻度刺激作用。对神经肌肉接头有抑制作用，可增强非去极化肌松药的效应。几乎全部由肺排出，除长时间或高浓度应用外，其体内代谢率极低，因而其肝、肾毒性很低。

临床应用：可单独以面罩诱导，也可单独或与 N_2O 合用维持麻醉，麻醉深度可控性强，肌松药用量减少。因对循环功能的影响较小，对心脏手术或心脏病患者行非心脏手术的麻醉或可更为有利。因其诱导和苏醒迅速，也适用于门诊手术患者的麻醉，而且恶心和呕吐的发生率明显低于其他吸入麻醉药。但需要特殊的蒸发器，价格也较贵。

二、静脉麻醉药

经静脉注射进入体内，通过血液循环作用于中枢神经系统而产生全身麻醉作用的药物，称为静脉麻醉药。其优点为诱导快，对呼吸道无刺激，无环境污染。常用静脉麻醉药有：

（一）硫喷妥钠

为超短效巴比妥类静脉全麻药。常用浓度为 2.5%，其水溶液呈强碱性，pH为 10~11。硫喷妥钠容易透过血脑屏障，增强脑内抑制性递质 γ-氨基丁酸（GABA）的抑制作用，从而影响突触的传导，抑制网状结构的上行激活系统。小剂量静脉注射有镇静、催眠作用；剂量稍大（3~5mg/kg）时，20 秒内即可使患者入睡。可降低脑代谢率及氧耗量，降低脑血流量和颅内压。有直接抑制心肌及扩张血管作用而使血压下降，血压下降程度与所用剂量及注射速度有关；在合并低血容量或心功能障碍者，血压降低则更加显著。有较强的中枢性呼吸抑制作用，表现为潮气量降低和呼吸频率减慢，甚至呼吸暂停。可抑制交感神经而使副交感神经作用相对增强，使咽喉及支气管的敏感性增加，因此对喉头、气管或支气管的刺激，容易引起喉痉挛及支气管痉挛。主要在肝脏代谢降解，肝功能障碍者的麻醉后清醒时间可能延长。

临床应用：①全麻诱导：常用剂量为 4~6mg/kg，辅以肌松药即可完成气管内插管；②控制惊厥：静注 2.5% 溶液 1~2mg/kg；③小儿基础麻醉。

（二）氯胺酮

为苯环己哌啶的衍生物，易溶于水，水溶液 pH 为 3.5~5.5。主要选择性抑制大脑联络径路和丘脑-新皮质系统，兴奋边缘系统，而对脑干网状结构的影响较轻。镇痛作用显著；静脉注射后 30~60 秒患者意识消失，作用时间约 15~20 分钟；肌内注射后约 5 分钟起效，15 分钟作用最强。可增加脑血流量、颅内压及脑代谢率。氯胺酮有兴奋交感神经作用，使心率增快、血压及肺动脉压升高；而对低血容量性休克及交感神经呈高度兴奋者，氯胺酮可呈现心肌抑制作用。对呼吸的影响较轻，但用量过大或注射速度过快，或与其他麻醉性镇痛药伍用时，可引起显著的呼吸抑制，甚至呼吸暂停。氯胺酮可使唾液和支气管分泌物增加，对支气管平滑肌有松弛作用。主要在肝脏内代谢，代谢产物去甲氯胺酮仍具有一定生物活性，最终代谢产物由肾脏排出。

临床应用：全麻诱导剂量为 1~2mg/kg（静脉注射）；麻醉维持量为 15~45μg/（kg·min）小儿基础麻醉时，肌注 5~10mg/kg 可维持麻醉 30 分钟左右。主要副作用：可引起一过性呼吸暂停；幻觉、噩梦及精神症状；眼内压和颅内压升高。

（三）依托咪酯

为短效催眠药，无镇痛作用，作用方式与巴比妥类近似。起效快，静脉注射后约 30 秒患者意识即可消失，1 分钟时脑内浓度达峰值。可降低脑血流量、颅内压及脑代谢率。对心率、血压及心排出量的影响均很小；不增加心肌氧耗量，并有轻度冠状动脉扩张作用。对呼吸的影响明显轻于硫喷妥钠。主要在肝脏内水解，代谢产物不具有活性。对肝肾功能无明显影响。

临床应用：主要用于全麻诱导，适用于年老体弱和危重患者的麻醉，一般剂量为 0.15~0.3mg/kg。副作用：注射后常发生肌阵挛；对静脉有刺激性；术后易发生恶心、呕吐；反复用药或持续静滴后可能抑制肾上腺皮质功能。

（四）丙泊酚（propofol，异丙酚）

具有镇静、催眠作用，有轻微镇痛作用。起效快，静脉注射 1.5～2mg/kg 后 30～40 秒患者即入睡，维持时间仅为 3～10 分钟，停药后苏醒快而完全。可降低脑血流量、颅内压和脑代谢率。丙泊酚对心血管系统有明显的抑制作用，抑制程度比等效剂量的硫喷妥钠为重。主要表现为对心肌的直接抑制作用及血管舒张作用，结果导致明显的血压下降、心率减慢、外周阻力和心排出量降低。当大剂量、快速注射，或用于低血容量者及老年人时，有引起严重低血压的危险。对呼吸有明显抑制作用，表现为潮气量降低和呼吸频率减慢，甚至呼吸暂停，抑制程度与剂量相关。经肝脏代谢，代谢产物无生物活性。反复注射或静脉持续输注时体内有蓄积，但对肝肾功能无明显影响。

临床应用：全麻静脉诱导，剂量为 1.5～2.5mg/kg。可静脉持续输注与其他全麻药复合应用于麻醉维持，用量为 6～10mg/（kg·h）。用于门诊手术的麻醉具有较大优越性，用量约为 2mg/（kg·h），停药后 10 分钟患者可回答问题。副作用：对静脉有刺激作用；对呼吸有抑制作用，必要时应行人工辅助呼吸；麻醉后恶心、呕吐的发生率约为 2%～5%。

三、肌肉松弛药

肌肉松弛药（muscle relaxants）简称肌松药，能阻断神经肌肉传导功能而使骨骼肌松弛。自从 1942 年筒箭毒碱首次应用于临床后，肌松药就成为全麻用药的重要组成部分。但是，肌松药只能使骨骼肌麻痹，而不产生麻醉作用。肌松药不仅便于手术操作，也有助于避免深麻醉带来的危害。

（一）作用机制和分类

神经肌肉接头处包括突触前膜、突触后膜和介于前后膜之间的突触裂隙。在生理状态下，当神经兴奋传至运动神经末梢时，引起位于神经末梢内的囊泡破裂，将递质乙酰胆碱向突触裂隙释放，并与突触后膜的乙酰胆碱受体相结合，引起突触后膜去极化而诱发肌纤维的收缩。肌松药主要在接合部干扰了正常的神经肌肉兴奋传递。根据干扰方式的不同，可将肌松药分为两类：去极化肌松药和非去极化肌松药。

1. 去极化肌松药

以琥珀胆碱为代表。琥珀胆碱的分子结构与乙酰胆碱相似，能与乙酰胆碱受体结合而引起突触后膜去极化和肌纤维成束收缩。但琥珀胆碱与受体的亲和力较强，而且在神经肌肉接头处不易被胆碱酯酶分解，因而作用时间较长，使突触后膜不能复极化而处于持续的去极化状态，对神经冲动释放的乙酰胆碱不再发生反应，结果产生肌肉松弛作用。当琥珀胆碱在接头部位的浓度逐渐降低，突触后膜发生复极化，神经肌肉传导功能才恢复正常。琥珀胆碱反复用药后，肌细胞膜虽可逐渐复极化，但受体对乙酰胆碱的敏感性降低，导致肌松作用时间延长，称为脱敏感阻滞。

作用特点：①使突触后膜呈持续去极化状态；②首次注药后，在肌松作用出现前，可有肌纤维成束震颤，是肌纤维不协调收缩的结果；③胆碱酯酶抑制药不仅不能拮抗其肌松作用，反而有增强效应。

2. 非去极化肌松药

以筒箭毒碱为代表。这类肌松药能与突触后膜的乙酰胆碱受体相结合，但不引起突触后膜的去极化。当突触后膜 75%～80% 以上的乙酰胆碱受体被非去极化肌松药占据后，神经冲动虽可引起神经末梢乙酰胆碱的释放，但没有足够的受体与之相结合，突触后膜不能去极化，从而阻断神经肌肉的传导。肌松药和乙酰胆碱与受体竞争性结合，具有明显的剂量依赖性。当应用胆碱酯酶抑制药（如新斯的明）后，乙酰胆碱的分解减慢、浓度升高，可反复与肌松药竞争受体。一旦乙酰胆碱与受体结合的数量达到阈值时，即可引起突触后膜去极化、肌肉收缩。因此，非去极化肌松药的作用可被胆碱酯酶抑制药所拮抗。

作用特点：①阻滞部位在神经肌肉接头处，占据突触后膜上的乙酰胆碱受体；②神经兴奋时突触前膜释放乙酰胆碱的量并未减少，但不能发挥作用；③出现肌松作用前没有肌纤维成束收缩；④能被胆碱酯酶抑制药所拮抗。

（二）常用肌松药

1. 琥珀胆碱

为去极化肌松药，起效快，肌松作用完全且短暂。静脉注射后 15~20 秒即出现肌纤维震颤，在 1 分钟内肌松作用达高峰。静脉注射 1mg/kg 后，可使呼吸暂停 4~5 分钟，肌张力完全恢复约需 10~12 分钟。对血流动力学的影响不明显，但可引起血清钾一过性升高，严重者可导致心律失常。不引起组胺释放，因而不引起支气管痉挛。可被血浆胆碱酯酶迅速水解，代谢产物随尿排出，以原型排出者不超过 2%。临床主要用于全麻时的气管内插管，用量为 1~2mg/kg，由静脉快速注入。副作用为：有引起心动过缓及心律失常的可能；广泛骨骼肌去极化过程中，可引起血清钾升高；肌强直收缩时可引起眼内压、颅内压及胃内压升高；有的患者术后主诉肌痛。

2. 维库溴铵

为非去极化肌松药，肌松作用强，为泮库溴铵的 1~1.5 倍，但作用时间较短。起效时间为 2~3 分钟，临床作用时间为 25~30 分钟。其肌松作用容易被胆碱酯酶抑制药拮抗。在临床用量范围内，无组胺释放作用，也无抗迷走神经作用，因而适用于缺血性心脏病患者。主要在肝脏内代谢，代谢产物 3-羟基维库溴铵也有肌松作用。30%以原型经肾脏排出，其余以代谢产物或原型经胆道排泄。临床可用于全麻气管内插管和术中维持肌肉松弛。静脉注射 0.07~0.15mg/kg，2~3 分钟后可以行气管内插管。术中可间断静注 0.02~

0.03mg/kg，或以 1~2μg/（kg·min）的速度静脉输注，维持全麻期间的肌肉松弛。在严重肝肾功能障碍者，作用时效可延长，并可发生蓄积作用。

3. 罗库溴铵

为非去极化肌松药，肌松作用较弱，是维库溴铵的 1/7；作用时间是维库溴铵的 2/3，属于中效肌松药。罗库溴铵的最大特点（优点）是其为目前临床上起效最快的非去极化肌松药，用量为 1.2mg/kg 时，60 秒即可行气管内插管，起效几乎与琥珀胆碱一样快。另一特点是有特异性拮抗剂，可拮抗罗库溴铵引起的任何程度的神经肌肉阻滞。无组胺释放作用；有轻微的抗迷走神经作用，但临床剂量对循环无明显影响。主要从胆汁排泄，肝衰竭可延长其作用时间。临床应用于全麻气管内插管和术中维持肌肉松弛。静脉注射 0.6~1.2mg/kg，60~90 秒后可以行气管内插管。术中可间断静注 0.1~0.2mg/kg，或以 9~12μg/（kg·min）的速度静脉输注，维持全麻期间的肌肉松弛。

4. 顺阿曲库铵

为非去极化肌松药。起效时间为 2~3 分钟，临床作用时间为 50~60 分钟。最大优点是在临床剂量范围内不会引起组胺释放。代谢途径为霍夫曼降解。临床应用于全麻气管内插管和术中维持肌肉松弛。静脉注射 0.15~0.2mg/kg，1.5~2 分钟后可以行气管内插管。术中可间断静注 0.02mg/kg，或以 1~2μg/（kg·min）的速度静脉输注，维持全麻期间的肌肉松弛。

（三）应用肌松药的注意事项

（1）应建立人工气道（如气管内插管），并施行辅助或控制呼吸。

（2）肌松药无镇静、镇痛作用，不能单独应用，应在全麻药作用下应用。

（3）应用琥珀胆碱后可引起短暂的血清钾升高，眼内压和颅内压升高；因此，严重创伤、烧伤、截瘫、青光眼、颅内压升高者禁忌使用。

（4）低体温可延长肌松药的作用时间；吸入麻醉药、某些抗生素（如链霉素、庆大霉素、多黏菌素）及硫酸镁等，可增强非去极化肌松药的作用。

（5）合并有神经肌肉接头疾病者，如重症肌无力，禁忌应用非去极化肌松药。

（6）有的肌松药有组胺释放作用，有哮喘史及过敏体质者慎用。

四、麻醉性镇痛药

麻醉性镇痛药是指能作用于中枢神经系统解除或减轻疼痛，并能消除因疼痛而引起的情绪反应的药物，经典代表药是吗啡。阿片类药物原义是专指天然的阿片生物碱及半合成的衍生物，而阿片样物质是指能与阿片受体结合并能引起激动效应的天然或合成的物质。麻醉性镇痛药是全身麻醉中不可缺少的药物。常用药物有：

（一）吗啡

是从鸦片中提取出的阿片类药物。作用于大脑边缘系统可消除紧张和焦虑，并引起欣快感，有成瘾性。能提高痛阈，解除疼痛。对呼吸中枢有明显抑制作用，轻者呼吸减慢，重者潮气量降低甚至呼吸停止，并有组胺释放作用而引起支气管痉挛。吗啡能使小动脉和静脉扩张、外周血管阻力下降及回心血量减少，引起血压降低，但对心肌无明显抑制作用。主要用于镇痛，如创伤或手术引起的剧痛、心绞痛等。由于吗啡具有良好的镇静和镇痛作用，常作为麻醉前用药和麻醉辅助药，并可与催眠药和肌松药配伍施行全静脉麻醉。成人用量为5~10 mg皮下或肌内注射。

（二）芬太尼

对中枢神经系统的作用与其他阿片类药物相似，镇痛作用为吗啡的75~125倍，持续30分钟。对呼吸有抑制作用，芬太尼与咪达唑仑伍用时的呼吸抑制更为明显。芬太尼的镇痛作用持续仅20~30分钟，其呼吸抑制则可达1小时。临床应用镇痛剂量（2～10g/kg）或麻醉剂量（30～100μg/kg）都很少引起低血压。麻醉期间可作为辅助用药（0.05～0.1 mg），或用以缓解插管时的心血管反应（2～5μg/kg）。芬太尼静脉复合全麻时，用量为30～100μg/kg，常用于心血管手术的麻醉。

（三）舒芬太尼

是芬太尼的衍生物，镇痛作用为后者的5～10倍，持续时间约为后者的2倍。对呼吸有抑制作用，程度与等效剂量的芬太尼相似，但持续时间比后者短。脂溶性高于芬太尼，药动学特点与后者相似。舒芬太尼对循环系统的干扰更小，更适用于心血管手术的麻醉。也可作为麻醉期间的辅助用药（5～10 μg，静脉注射），或用以缓解气管内插管时的心血管反应（0.25～0.5μg/kg）。

（四）瑞芬太尼

为超短效镇痛药。单独应用时对循环的影响不明显，但可使心率明显减慢；与其他全麻药合并使用时可引起血压和心率的降低。剂量≤5μg/kg时不会引起组胺释放。可产生剂量依赖性呼吸抑制，但停药后5～8分钟自主呼吸可恢复。引起肌强直的发生率较高。用于麻醉诱导和维持，单次静注量为0.5～1μg/kg，维持麻醉的推荐剂量为0.025～1.0μg/（kg·min）。如果以靶控输注法（TCI）控制瑞芬太尼血浆浓度大于4 ng/ mL，可有效抑制气管插管时的反应；维持麻醉的血药浓度为4～8μg/ mL。因停止输注瑞芬太尼后，镇痛作用很快消失，应在停药前采取适当的镇痛措施，如给予小剂量芬太尼、硬膜外镇痛等。

第二节　全身麻醉的实施

全身麻醉过程分为麻醉诱导、麻醉维持和麻醉苏醒三个阶段。

一、全身麻醉诱导

全身麻醉诱导是指患者接受全麻药后，由清醒状态到神志消失，并进入全麻状态后进行气管内插管，这一阶段称为全麻诱导期。全麻诱导方法虽然有吸入诱导和静脉诱导之分，但现在都主张采用联合诱导方法，利用药物间的相互作用，以达到相同临床效果而减少各种药物的用量、副作用及其对生理的影响。诱导前应准备好麻醉机、气管插管用具及吸引器等，开放静脉和胃肠减压管，测定血压和心率的基础值，并应监测心电图和脉搏血氧饱和度（SpO_2）。全麻诱导方法有：

（一）吸入诱导法

1. 开放点滴法

以金属丝网面罩绷以纱布扣于患者的口鼻部，将挥发性麻醉药滴于纱布上，患者呼吸时将麻醉药挥发气吸入并逐渐进入麻醉状态。以往主要用于乙醚麻醉，现在基本弃用，仅偶尔将其他吸入麻醉药用于小儿麻醉的诱导。

2. 面罩吸入诱导法

将麻醉面罩扣于患者的口鼻部，开启麻醉药蒸发器并逐渐增加吸入浓度，待患者意识消失并进入麻醉状态时，静注肌松药后行气管内插管。

（二）静脉诱导法

静脉诱导开始时，先以面罩吸入纯氧 2~3 分钟，增加氧储备并排出肺及组织内的氮气。根据病情选择合适的静脉麻醉药及剂量，从静脉缓慢注入并严密监测患者的意识、循环和呼吸的变化。患者神志消失后再注入肌松药，待全身骨骼肌及下颌逐渐松弛，呼吸由浅到完全停止时，应用麻醉面罩进行人工呼吸，然后进行气管内插管。插管成功后，立即与麻醉机相连接并行人工呼吸或机械通气。与吸入诱导法相比，静脉诱导较迅速，患者也较舒适，无环境污染；但麻醉深度的分期不明显，对循环的干扰较大。

二、全身麻醉维持

全麻维持是从患者意识消失到手术或检查结束或基本结束，停止追加全身麻醉药的这段时期。全麻维持期的主要任务是维持适当的麻醉深度以满足手术的要求，如切皮时麻醉需加深，开、关腹膜及腹腔探查时需良好肌肉松弛。同时，加强对患者的管理和调控，保证循环和呼吸等生理功能的稳定。

（一）吸入麻醉药的维持

经呼吸道吸入一定浓度的吸入麻醉药以维持适当的麻醉深度。目前吸入的气体麻醉药为氧化亚氮，挥发性麻醉药为氟化类麻醉药，如异氟烷、七氟烷等。由于氧化亚氮的麻醉性能弱，高浓度吸入时有发生缺氧的危险，因而难以单独用于维持麻醉。挥发性麻醉药的麻醉性能强，高浓度吸入可使患者意识、痛觉消失，能单独用于维持麻醉；但肌松作用并不满意，而且吸入浓度越高，对生理的影响越严重。因此，临床上常将挥发性麻醉药合用来维持麻醉，必要时可加用肌松药。使用氧化亚氮时，应监测吸入氧浓度或 S_pO_2，吸入氧浓度不低于 30% 为安全。挥发性麻醉药应采用专用蒸发器以控制其吸入浓度。有条件者可连续监测吸入和呼出的吸入麻醉药浓度，使麻醉深度更容易控制。

（二）静脉麻醉药的维持

为全麻诱导后经静脉给药以维持适当麻醉深度的方法。静脉给药方法有单次、分次和连续注入法三种，应根据手术需要和不同药物的药理特点来选择给药方法。

目前所用的静脉麻醉药中，除氯胺酮外，多数都属于催眠药，缺乏良好的镇痛作用。有的药物如硫喷妥钠，在深麻醉时虽有一定的镇痛作用，但对生理的影响也很大。因此，单一的静脉全麻药仅适用于全麻诱导和短小手术的麻醉维持，而对复杂或时间较长的手术，多选择复合全身麻醉。

　　由于不同患者对静脉麻醉药反应的个体差异性，手术中刺激强度也不断变化，以及连续注射后静脉麻醉药在体内产生蓄积等因素，恒速输注已不能满足临床麻醉调控的要求。随着对静脉麻醉药药动学的深入认识和计算机技术在临床的应用，靶浓度控制输注法（靶控输注法，target-controlled infusion，TCI）已广泛应用于临床麻醉。TCI是在静脉麻醉药输注时，应用药代学和药效学原理，通过调节靶位（血浆或效应部位）的药物浓度来控制或维持麻醉在适当的深度，以满足临床要求的一种静脉给药方法。TCI可以依据手术刺激强度和患者的反应随时调节血药浓度或效应室浓度，可维持一个稳定的、符合临床要求的血浆或效应室浓度。但目前用于临床的还只限于快速短效且无蓄积作用的药物，如丙泊酚和瑞芬太尼等。

（三）复合全身麻醉的维持

　　是指两种或两种以上的全麻药复合应用，彼此取长补短，以达到最佳临床麻醉效果。随着静脉和吸入全麻药品种的日益增多、麻醉技术的不断完善，应用单一麻醉药（如乙醚）达到所有全麻作用的方法基本上不再应用，而复合麻醉越来越广泛地应用于临床。根据给药的途径不同，复合麻醉可大致分为全静脉麻醉和静脉与吸入麻醉药复合的静-吸复合麻醉。

　　全静脉复合麻醉：又称全静脉麻醉（total intravenous anesthesia，TIVA），是指在静脉麻醉诱导后，采用多种短效静脉麻醉药复合应用维持麻醉。现在常用静脉麻醉药的镇痛作用很弱，在麻醉过程中需加用强效麻醉性镇痛药，以加强麻醉效果、抑制应激反应。为了达到肌肉松弛的目的，必须给予肌松药。因此，全静脉麻醉是将静脉麻醉药、麻醉性镇痛药和肌松药复合应用。这样既可发挥各种药物的优点，又可克服其不良作用；具有诱导快、操作简便、可避免吸入麻醉药引起的环境污染等优势；如果用药适时、适量，可使麻醉过程平稳，恢复也较快。

但是，由于是多种药物的复合应用，如何根据各种药物的药理特点选择给药时机及剂量是十分重要的，也是相当困难的。而且，全静脉麻醉下的麻醉体征与麻醉分期也难以辨别，麻醉后清醒延迟及肌松药的残余作用也可带来严重并发症。

静-吸复合麻醉：全静脉麻醉的深度较难判断，给药时机较难掌握，有时麻醉可突然减浅。因此，常在静脉麻醉的基础上，持续或间断吸入低浓度的挥发性麻醉药，如异氟烷、七氟烷或地氟烷等，这样既可维持麻醉相对稳定，又可减少吸入及静脉麻醉药的用量，有利于麻醉后迅速苏醒。静-吸复合麻醉适应范围较广，麻醉操作和管理较容易掌握，极少发生麻醉突然减浅的被动局面。

三、全身麻醉深度的判断

对于麻醉深度的定义目前仍有争议。一般认为，麻醉状态是多种药理效应和伤害性刺激并存时的综合结果，麻醉深度是指麻醉药物对患者的意识、感觉、运动、神经反射及内环境稳定性的影响程度。因此，临床体征的观察仍是目前判断麻醉深度的基本方法。在电生理方法中，脑电双频谱指数（BIS）对于判断患者的镇静程度方面比较敏感。

（一）麻醉深度的临床判断

由于乙醚本身的特性，对生理影响的过程较慢，临床表现明确且层次分明，临床上也容易理解和掌握。尽管新的麻醉药及麻醉方法应用于临床，乙醚麻醉时判断麻醉深度的各种标志并未因此而完全改变。乙醚麻醉分期的基本点仍可作为当今临床麻醉中判断和掌握麻醉程度的参考。乙醚麻醉分期是以药物对患者意识、痛觉、反射活动、肌肉松弛、呼吸及循环抑制的程度为标准，描述了典型的全身麻醉过程，即全麻药对中枢神经系统的抑制过程。

复合麻醉时同时应用了多种药物，有针对性地抑制生理功能，以达到意识丧失或遗忘、疼痛消失、反射抑制及肌肉松弛，而对血流动力学又不产生明显抑制的目的。某些情况下，由于强效镇痛药和肌松药的应用，患者可无疼痛反应，肌肉也完全松弛，但知道术中发生的事情而无法表示，称为术中知晓，表明患者的意识并未完全消失。因此，麻醉深度应根据复合应用的药物（包括各种全麻药、安定药、催眠药、肌松药、镇痛药等）对意识、感觉、运动、神经反射及内环境稳定性的影响程度来综合判断。例如，有自主呼吸者，手术刺激时呼吸增强、加速为浅麻醉的表现；"眼泪汪汪"为浅麻醉的表现，而角膜干燥无光为麻醉过深的表现。循环的稳定性仍为判断麻醉深浅的重要标志，循环严重抑制多为麻醉过深，心率增快、血压升高则多为浅麻醉的表现。挥发性麻醉药的麻醉性能强，大量吸入虽可使患者意识、痛觉消失，但肌松作用并不满意，如盲目追求肌松势必付出深麻醉的代价，故复合麻醉仍在于合理的药物配伍，避免深麻醉。吸入麻醉药的肺泡浓度达 1.3 MAC 以上时痛觉方可消失，而在 0.3 MAC 以下时患者即可苏醒。维持适当的麻醉深度是重要而复杂的，应密切观察患者，综合各项反应做出合理判断，并根据手术刺激的强弱及时调节麻醉深度，以适应手术麻醉的需要。临床上通常根据临床体征将麻醉分为浅麻醉期、手术麻醉期和深麻醉期，对于掌握麻醉深度具有参考意义。

（二）麻醉深度测定的电生理方法

在监测患者意识方面，以脑电双频谱指数（bispectml index，BIS）的临床应用较为广泛。BIS 是应用非线性相位锁定原理对原始脑电图（EEG）波形进行回归处理的一种方法。BIS 数值范围为 0~100，数值越大，患者的神志越清醒，反之提示大脑皮质的抑制越严重。目前认为，当麻醉期间将 BIS 值控制在 60 以下时，术中知晓发生率很小。因此，建议麻醉期间控制 BIS 在 40~60 为适宜。

监测 BIS 能较好地反映催眠药对 CNS 的抑制效应，但对镇痛药效应的敏感性较差。因此，在临床应用 BIS 监测时应对麻醉的催眠成分与镇痛成分区别对待。当 BIS 升高但无体动反应和血流动力学反应时应加用催眠药，而在 BIS 较低仍有血流动力学和体动反应时则应加用镇痛药以增加麻醉中的镇痛成分。但 BIS 的域值可受多种麻醉药联合应用时的影响，这是其局限性所在。因此，BIS 可为麻醉深度监测提供有用的趋势信息，但单独使用尚不能完全预防麻醉中知晓的发生。

四、麻醉苏醒

麻醉苏醒是从停止追加全身麻醉药到患者意识完全恢复正常的时段。由于麻醉苏醒需要一定时间，此期间的并发症也较多，为保证患者的安全，全身麻醉后的患者应送到麻醉恢复室进行严密观察，待患者完全清醒和生命体征平稳后再送回普通病房。

（一）吸入麻醉的苏醒

吸入麻醉的苏醒必须将吸入麻醉药从体内经呼吸道排出体外，这个药动学的过程基本上与吸入麻醉的诱导和加深过程相反。因此，在确保吸入气中无吸入麻醉药的前提下，麻醉科医师可以通过加大肺泡通气量来加快吸入麻醉药经呼吸系统排出体外。在停止吸入麻醉药后，影响吸入麻醉清醒速度的主要因素有：

1. 药物的血/气分配系数

血/气分配系数越小者，清醒越快。

2. 麻醉时间

时间越短者，清醒越快。

3. 肺泡通气量

在一定范围内肺泡通气量越大者，清醒越快。

（二）静脉麻醉的苏醒

静脉麻醉的苏醒依赖于药物在体内的再分布、生物转化和排泄，待中枢神经系统中麻醉药的浓度下降到一定水平后，患者才开始苏醒。目前尚无有效办法来主动干预和调控。影响静脉麻醉苏醒速度的因素有：

1. 药物的半衰期

半衰期越短，清醒越快。单次给药后血药浓度减少一半的时间用分布半衰期（$t_{1/2}\alpha$）和清除半衰期（$t_{1/2}\beta$）表示。单次给药就能完成的静脉麻醉若需尽早清醒，应选用分布半衰期和消除半衰期短的药物。

2. 麻醉时间和药物用量

时间越长和用药总量越大，麻醉苏醒越慢。为了维持适当的麻醉深度，手术中往往需要重复给药或持续静脉输注。由于多数药物在重复和持续给药后在体内都有一定程度的蓄积，此时血药浓度降低的规律再也不能用分布半衰期或消除半衰期来准确反映，而与持续静脉输注敏感半衰期（context-sensitive half time，$t_{1/2}cs$）相关。$t_{1/2}cs$ 表示药物持续恒速输注一定时间后，血药浓度减少一半的时间。$t_{1/2}cs$ 越短的药物，清醒越快。

3. 影响药物代谢和排泄的因素

如某种药物主要经肝脏代谢，肝功能不全的患者苏醒较慢；如果某种麻醉药的原型或有麻醉作用的代谢产物主要由肾脏排泄，则肾功能不全者的苏醒较慢；低温可降低所有药物的代谢率，麻醉苏醒也会延长。

第三节　全身麻醉的并发症及其处理

一、反流与误吸

全麻时容易发生反流和误吸，尤其以产科和小儿外科患者的发生率较高。因反流或误吸物的性质和量的不同，其后果也不同。误吸入大量胃内容物的死亡率可高达70%。全麻诱导时，因患者的意识消失、咽喉部反射消失，一旦有反流物即可发生误吸。无论误吸物为固体食物还是胃液，都可引起急性呼吸道梗阻。完全性呼吸道梗阻可立即导致窒息、缺氧，危及患者的生命。误吸胃液可引起肺损伤、支气管痉挛和毛细血管通透性增加，结果导致肺水肿和肺不张。肺损伤的程度与胃液量和 pH 相关，吸入量越大、pH 越低，肺损伤越重；pH 低于 2.5、容量大于 0.4 mL/kg 者危险性明显增加。麻醉期间预防反流和误吸是非常重要的，主要措施包括：减少胃内容物的滞留，促进胃排空，提高胃液的 pH，降低胃内压，加强对呼吸道的保护。

二、呼吸道梗阻

以声门为界，呼吸道分为上、下呼吸道，声门以上（包括声门）为上呼吸道，声门以下为下呼吸道。

三、通气不足

麻醉期间和全麻后都可能发生通气不足，主要表现为 CO_2 潴留，可伴有低氧血症。血气分析显示 $PaCO_2$ 高于 50 mmHg，同时 pH 小于 7.30。颅脑手术的损伤和全身麻醉药、麻醉性镇痛药及镇静药的残余作用，是引起中枢性呼吸抑制的主要原因，应以机械通气维持呼吸直到呼吸功能的完全恢复，必要时以拮抗药逆转。术后肌松药的残余作用可导致通气不足，应辅助或控制呼吸直至呼吸肌力的完全恢复，必要时给予拮抗药。

四、低氧血症

吸空气时，$SpO_2 < 90\%$，$PaO_2 < 60$ mmHg，或吸纯氧时，$PaO_2 < 90$ mmHg 即可诊断为低氧血症。临床表现为呼吸急促、发绀、躁动不安、心动过速、心律失常、血压升高等。常见原因和处理原则为：①麻醉机的故障、氧气供应不足可引起吸入氧浓度过低；气管内导管插入一侧支气管或脱出气管外以及呼吸道梗阻均

可引起低氧血症，应及时发现和纠正。②弥散性缺氧：可见于 N_2O 吸入麻醉。停止吸入 N_2O 后应继续吸氧至少 5~10 分钟。③肺不张：可通过吸痰、增大通气量、肺复张等措施纠正。④误吸：轻者应用氧治疗有效，严重者应行机械通气治疗。⑤肺水肿：可发生于急性左心衰竭或肺毛细血管通透性增加。应在增加吸入氧浓度的同时积极治疗原发病。

五、低血压

麻醉期间收缩压下降幅度超过基础值的 30% 或绝对值低于 80 mmHg 者应及时处理。常见原因有：①麻醉过深可导致血压下降、脉压变窄，若麻醉前已有血容量不足者，表现更为明显。②术中失血过多可引起低血容量性休克。③过敏反应、肾上腺皮质功能低下及复温时，均可引起血管张力降低而导致低血压。治疗包括补充血容量、恢复血管张力（应用血管收缩药）及病因治疗。④术中牵拉内脏时常可引起反射性血压下降，同时发生心动过缓。应及时解除刺激，必要时给予阿托品治疗。

六、高血压

麻醉期间舒张压高于 100 mmHg 或收缩压升高幅度超过基础值的 30%，都应根据原因进行适当治疗。常见原因有：①与并存疾病有关，如原发性高血压、嗜铬细胞瘤、颅内压增高等；②与手术、麻醉操作有关，如手术探查、气管插管等；③通气不足引起 CO_2 蓄积；④药物所致血压升高，如氯胺酮。处理原则：气管插管时可复合镇痛药如芬太尼，以减轻插管时的心血管反应；根据手术刺激的程度调节麻醉深度；对于顽固性高血压者，可行控制性降压以维持循环稳定。

七、心律失常

窦性心动过速与高血压同时出现时，常为浅麻醉的表现，应适当加深麻醉。

存在低血容量、贫血及缺氧时，心率均可增快，应针对病因进行治疗。当手术牵拉内脏（如胆囊，可引起胆心反射）或发生眼心反射时，可因迷走神经反射致心动过缓，严重者可致心搏骤停，应及时停止手术操作，必要时静注阿托品。发生期前收缩时，应先明确其性质并观察其对血流动力学的影响。因浅麻醉或 CO_2 蓄积所致的室性期前收缩，适当加深麻醉或排出 CO_2 后多可缓解。如室性期前收缩为多源性、频发或伴有 R-on-T 现象，表明有心肌灌注不足，应积极治疗。

八、高热、抽搐和惊厥

常见于小儿麻醉。由于婴幼儿的体温调节中枢尚未发育完善，体温极易受环境温度的影响。如对高热处理不及时，可引起抽搐甚至惊厥，应积极进行物理降温。恶性高热表现为持续肌肉收缩、$PaCO_2$ 迅速升高、体温急剧上升（速度可达 1 ℃/5 min），可超过 42 ℃。最容易诱发恶性高热的药物是琥珀胆碱和氟烷。恶性高热在欧美国家的发病率稍高，而国人较罕见，但死亡率很高，应提高警惕。治疗恶性高热的特效药物是丹曲林。

第六章 麻醉后苏醒室

第一节 概 述

麻醉后苏醒室（postanesthesia care unit，PACU）亦称为麻醉后监测治疗室或麻醉恢复室。麻醉后苏醒室的主要任务是为当天麻醉后患者，在完全清醒前和转入普通病房前，提供密切的监护和治疗，以保障患者安全度过麻醉恢复期；如病情危重需进一步加强监护和治疗者则转入重症监测治疗病房（ICU）。

麻醉后苏醒室在麻醉科主任领导下，由分管医师与护士长共同管理。苏醒室一般为日间开放，晚间急症手术者可直接送 ICU。如果本单位的手术量及急诊手术量大，也可 24 小时开放。苏醒室由专职医师和护士负责日常工作，护士的编制可按病床与护士之比 1∶（2~3）来配置。麻醉后苏醒室应宽敞明亮，便于病床的进出；配备急救药品和设备，包括：多功能监测仪、呼吸机、除颤器、输液泵，以及气道管理用具等；配备中心供氧、压缩空气和中心吸引等装置；配备多功能电源插座等。

第二节 工作常规和离室标准

一、工作常规

麻醉后苏醒室接收全麻后未苏醒以及术后病情尚未稳定者。患者在麻醉科医师的监视下从手术室转运到麻醉后苏醒室。患者入麻醉后苏醒室后，应立即安置好患者，建立必要的监测并记录生命体征；保持患者呼吸道通畅、吸氧和输液；保留气管插管及呼吸功能未恢复者，以呼吸机辅助或控制呼吸。

麻醉科医师应向麻醉后苏醒室医师和护士提供患者的相关信息，包括：①患者的一般资料、现病史、既往史及治疗情况等；②手术方式、时间及麻醉方法；③麻醉诱导和维持用药及其他药物使用情况，麻醉性镇痛药和肌松药的用量及最后一次用药时间和剂量，拮抗药及其他药物的应用；④术中生命体征；⑤术中失血量，输液、输血量及尿量；⑥术中病情变化，如：困难气道、ECG 改变、血流动力学异常、异常出血等；⑦目前存在的问题、处理措施及可能的并发症；⑧向麻醉后苏醒室提供完整的记录单，麻醉后苏醒室医护人员接管后方可离开。

常规监测包括：呼吸频率、心电图、血压、SpO_2 体温；保留气管内插管者接呼吸机行机械通气并监测相关呼吸参数；保留桡动脉和中心静脉置管者监测直接动脉压和 CVP。麻醉后苏醒室管理内容包括：①每 5~10 分钟监测和记录 BP、HR、RR 和 SPO_2 以判断恢复程度和速度。对于恢复缓慢者应进行治疗，如残余肌松药或麻醉性镇痛药的拮抗等。②观察意识状态、瞳孔变化、颜面与口唇颜色、保持呼吸道通畅。③各种管道妥善固定、引流通畅。④保持伤口敷料完好，观察患者的伤口情况。⑤约束好患者。

二、离室标准

(一) 神志状态

患者的神志清醒，能按照指令活动；定向能力恢复，能辨认时间和地点。

(二) 呼吸方面

自主呼吸恢复并能保持呼吸道通畅；咳嗽、吞咽反射恢复，有清除口腔异物的能力；无呼吸困难，吸空气时 SpO_2 在 95% 以上，皮肤、黏膜色泽红润。如果病情严重需行呼吸支持者应转至 ICU。

（三）循环系统

血流动力学稳定，心率、血压不超过术前值的±20%并稳定 30 分钟以上；不用血管活性药物或抗心律失常药物；心律正常，ECG 无明显急性缺血改变。如仍需血管活性药物支持循环功能者，应转入 ICU。

（四）用过麻醉性镇痛药和镇静药者

由于疼痛或躁动等原因用过麻醉性镇痛药和镇静药者，观察 30 分钟无异常反应。

（五）局部麻醉或椎管内麻醉者

运动功能和本体感觉恢复，循环、呼吸稳定，不用血管活性药。

（六）苏醒程度评价

可参考：Steward 苏醒评分（表9-1），评分在 4 分以上方能离开恢复室；或 Alderete 评分标准（表9-2），最高分为 10 分时，说明患者术后恢复良好，一般达 9 分可以转入普通病房。

表 9-1 Steward 苏醒评分

评分	清醒程度	呼吸道通畅程度	肢体活动度
2	完全苏醒	可按医师吩咐咳嗽	肢体能做有意识的活动
1	对刺激有反应	不用支持可以维持呼吸道通畅	肢体无意识活动
0	对刺激无反应	呼吸道需要予以支持	肢体无活动

表 9-2 Alderete 评分标准

项目	评分	标准
活动	0	不可活动
	1	两肢可活动

项目	评分	标准
	2	四肢可活动
呼吸	0	窒息，气道梗阻
	1	呼吸浅表，但通气足够
	2	可深呼吸，可咳嗽，饱和度满意
循环	0	血压变化在 50% 以上，ECG 明显变化
	1	血压变化在术前 20%~50% 内，ECG 轻微变化
	2	血压变化在术前 20% 内，无 ECG 变化
清醒	0	无反应
	1	能唤醒
	2	完全清醒
皮肤颜色	0	发绀
	1	苍白
	2	红润

注：由于 Alderete 评分标准尚不能准确反映患者是否无尿、疼痛、严重恶心、呕吐或心律失常等，故有一定的局限性

第三节　麻醉后苏醒室常见并发症

麻醉恢复期是停用麻醉药到患者生命体征平稳或清醒的时期，也是具有危险因素的特殊时期，随时可能突发危及生命安全的并发症，需要密切监测和及时处理。麻醉后苏醒室是手术结束后继续观测病情、预防麻醉后期并发症、保障患者安全、提高医疗质量的重要场所。麻醉后苏醒室并发症的发生率因患者组成不同而发生变化，且麻醉后苏醒室并发症在合并轻中度疾病的患者中更为常见。研究显示，麻醉后苏醒室的一般并发症发生率大约为 5%。

一、呼吸系统并发症

（一）呼吸道梗阻

麻醉苏醒期，特别是患者拔除气管导管后，容易发生呼吸道梗阻。

（二）通气不足

每分通气量过低，可导致 $PaCO_2$ 升高和急性呼吸性酸中毒。术后通气不足的临床表现为高碳酸血症和低氧血症；潮气量不足，或呼吸频率慢；动脉血气分析：$PaCO_2 > 45$ mmHg，同时 pH<7.30。常见原因和处理：①中枢性呼吸抑制：包括颅脑手术的损伤，麻醉药、麻醉性镇痛药和镇静药的残余作用。应以机械通气维持呼吸直到呼吸功能完全恢复。必要时以拮抗药逆转。②肌松药的残余作用：肝肾功能不全、电解质紊乱及抗生素的应用等，可使肌松药的代谢速度减慢，加重术后肌松药的残余作用。应辅助或控制呼吸直到呼吸肌力完全恢复，必要时给予拮抗。③术后低肺容量综合征：胸腹部手术后、疼痛刺激、腹胀、胸腹带过紧及过度肥胖等因素，可限制肺膨胀，导致通气不足，尤其是 COPD 患者。应加强术后镇痛，鼓励和帮助患者深呼吸和咳嗽，必要时行预防性机械通气。④气胸：是手术及一些有创操作的并发症，听诊或胸部 X 线片可以确诊。应立即行胸腔闭式引流。⑤支气管痉挛：合并 COPD、哮喘或近期呼吸道感染者容易发生。可以静注氨茶碱、皮质激素或肾上腺素。

（三）低氧血症

全身麻醉可抑制缺氧性和高二氧化碳性呼吸驱动，减少功能残气量（FRC），这些变化可持续到术后一段时间，易导致通气不足和低氧血症。临床表现：吸空气时，$SPO_2 < 90\%$，$PaO_2 < 60$ mmHg；呼吸急促，发绀，神志改变，躁动不安，迟钝；心动过速，心律失常，血压升高。常见原因和处理：①上呼吸道梗阻，通气不足或气胸；②弥散性缺氧：多见于 N_2O 吸入麻醉，停止吸入 N_2O 后应吸纯

氧 5~10 分钟；③肺不张：鼓励患者深吸气、咳嗽及胸部物理治疗；④肺误吸入：轻者对氧治疗有效，严重者应行机械通气治疗；⑤肺梗死：主要是支持治疗，包括氧治疗和机械通气治疗；⑥肺水肿：可发生于急性左心衰竭或肺毛细血管通透性增加。治疗包括强心、利尿、扩血管、吸氧及以 PEEP 行机械通气治疗。

二、循环系统并发症

（一）术后低血压

临床表现为收缩压比术前降低 30% 以上；少尿或代谢性酸中毒；器官灌注不足体征，如心肌缺血、中枢神经功能障碍等。发生原因与前负荷下降，心肌功能受抑制及外周阻力下降有关。因低血容量引起低血压者，应排除术后隐性出血的可能。心肌功能受抑制可降低心排出量而发生低血压。心脏肌力效应下降的原因很多，如原已存在的充血性心力衰竭、心肌缺血和心律失常等。在任何负性肌力影响下，前负荷下降会增加低血压的严重程度。麻醉恢复期由于全身麻醉作用使外周血管阻力下降，心脏后负荷明显降低也可引起低血压。应针对病因进行治疗。

（二）术后高血压

为麻醉清醒期较多见的并发症。临床表现为收缩压比术前升高 30% 以上；有高血压病史者，收缩压高于 180 mmHg 或（和）舒张压高于 110 mmHg。术后高血压的常见原因有：疼痛、躁动不安、低氧血症和（或）高碳酸血症、颅内压升高、尿潴留、高血压患者术前停用抗高血压药等。处理应针对病因治疗，如镇痛、纠正低氧血症和高碳酸血症、降颅压等。一般情况下，血压中度升高可不处理；但对合并冠心病、主动脉或脑血管瘤及颅内手术者，应以药物控制血压。

（三）心律失常

发生心律失常的常见原因包括：交感神经兴奋、低氧血症、高二氧化碳血症、电解质和酸碱失衡、心肌缺血、颅内压增高等。房性期前收缩和偶发室性期前收缩一般不需要治疗。窦性心动过速常继发于疼痛、躁动不安、发热或低血容量，如不合并低血压或心肌缺血，只需针对病因处理。窦性心动过缓可因麻醉性镇痛药、β受体阻断药或迷走神经兴奋引起，一般对阿托品治疗有效。快速室上性心律失常包括：阵发性房性心动过速、多源性房性心动过速、交界性心动过速、心房颤动及扑动，若不及时治疗可导致心肌缺血。应依据病因对症处理，可考虑应用短效β受体阻断药、钙通道阻滞药、洋地黄类药物治疗。对于室性期前收缩和稳定非持续性室性心动过速一般不需要立即处理，应寻找可逆性原因（低氧、心肌缺血、酸中毒、低钾低镁和中心静脉导管的刺激）；如果室性期前收缩为多源性、频发，或伴有R-on-T现象，表明有心肌灌注不足，应积极治疗。

三、术后恶心呕吐

术后恶心呕吐是全麻术后常见的并发症，其原因可能与患者因素、麻醉药物、手术类型、术后镇痛等有关。术后恶心呕吐的高危因素包括：女性、有晕动史、使用氧化亚氮、不吸烟、上腹部手术等。临床观察发现，通过规范术前用药、合理应用镇吐药、优化全麻用药及麻醉后苏醒室管理，可降低发生率。

四、躁动与寒战

引起术后躁动的原因有：麻醉药残余作用；术后伤口疼痛；留置尿管的刺激；苏醒初期对陌生环境的恐惧感，尤其是小儿患者。应根据病因对症处理，必要时可给予适当的镇静、镇痛药。麻醉后苏醒室患者发生寒战可能与麻醉变浅、患者低体温（冬季和夏季室温低、切口暴露、输液等）、术后疼痛、输液反应、苏醒时恐惧心理等有关。对麻醉后苏醒室患者应加强保温措施，必要时可给予适当的镇静、镇痛药。

五、神经系统并发症

（一）苏醒延迟

全麻结束 90 分钟后患者意识仍不恢复，称为全麻后苏醒延迟。苏醒延迟的原因很多，包括年龄、手术种类、手术时间、药物作用、患者的一般情况及手术情况等。老年人、婴幼儿及营养不良和低温等患者对麻醉药的需求量减少，需注意麻醉中的用药量，术毕耐心观察，不主张使用催醒药，耐心待其平稳度过麻醉恢复期。此外，苏醒延迟的原因还包括麻醉药的残余作用，如术中使用阿片类药物易引起术后苏醒延迟。目前以超短效吸入麻醉药（如七氟烷）、静脉全麻药（如丙泊酚）和阿片类药物（如瑞芬太尼）复合应用，很少因为麻醉过深造成苏醒延迟。另外，肝肾功能障碍、低蛋白血症等患者，因代谢功能降低，容易发生麻醉苏醒延迟，麻醉中用药量应酌减。术中长时间低脑灌注不仅可引起苏醒延迟，还有可能发生脑梗死，尤其是高血压患者。其他代谢因素，如低血糖、高渗高糖无酮症性昏迷、低钠血症等也可导致术后苏醒延迟，应加强对血糖、电解质的监测并做相应处理。

（二）术中知晓

术中知晓的发生率为 $0.1\% \sim 0.4\%$，对患者的情感和精神健康可能带来一定影响。但目前还没有一种可靠方法能 100% 地预防其发生。通常是浅麻醉技术的结果，尤其在创伤、心脏和产科手术麻醉中较易发生。危险因素包括：年轻患者、药物滥用史、ASA 分级 Ⅲ ~ Ⅴ和肌松药的使用。

六、低体温

低体温可使全身麻醉患者苏醒延迟，对于容易发生术中低体温者，如高龄、手术时间长、开胸开腹手术等患者，应监测体温并加强保温措施，如应用保暖毯、提高环境温度、对输液输血加温等。

七、肾脏并发症

（一）少尿

尿量少于 0.5 mL/kg 为少尿。常见原因：低血容量、低血压、低心排出量。肾后性原因有导尿管梗阻或脱离，膀胱破裂或肾静脉受压等，首先应检查导尿管是否通畅、膀胱是否充盈等，不应盲目应用利尿药，以免加重因低血容量引起的少尿。术后少尿在适当补充容量及血压恢复后，即可得到纠正。必要时可静注呋塞米，或持续泵入多巴胺，或静脉滴入甘露醇。

（二）多尿

尿量不成比例地多于液体输入量为多尿。常见原因：输液过多、药物性利尿、高血糖症、高渗盐水及甘露醇引发的渗透性利尿、尿崩症等。应对症处理。

（三）电解质紊乱

因多尿或少尿以及合并有内分泌疾病者，围术期可发生不同程度的电解质紊乱，如低钾/高钾、低钠、低镁、低钙血症等并发症，严重者可诱发心律失常。应及时纠正，以避免发生严重心律失常，甚至死亡。

第七章 腹部外科手术麻醉

第一节 腹部手术的麻醉特点及处理

一、麻醉前准备

（一）病情估计

术前对患者病情的评估对于腹部手术麻醉十分重要，包括患者的神志、血容量，是否存在贫血、水和电解质酸碱平衡紊乱、低蛋白血症、严重黄疸等。腹部手术患者病情相差很大，急诊患者有时生命垂危，麻醉处理不亚于心脏手术，所以麻醉前必须访问患者，了解病史及各项实验室检查结果，正确估计病情。

（1）神志障碍多是病情严重的表现，常因严重高热、脱水、低钾血症、高度黄疸及休克所引起，如表现为兴奋、躁动不安及神志淡漠等。接近昏迷者麻醉和手术的危险性更高。

（2）腹部外科以急腹症为多见，如胃肠道穿孔、腹膜炎、急性胆囊炎、化脓性阻塞性肝胆管炎、胆汁性腹膜炎及肝、脾、肠破裂等，病情危重需急诊手术。麻醉前往往无充裕时间进行综合性治疗。急腹症手术麻醉的危险性、意外以及并发症的发生率均比择期手术为高。因此，麻醉医师应尽可能在术前短时间内对病情做出全面估计和准备，选择适合于患者的麻醉方法和麻醉前用药，以保证患者生命安全和手术顺利进行，这是急腹症麻醉的关键所在。

（3）长期消耗的患者多表现为消瘦、脱水、贫血及低蛋白血症，应给予营养疗法，以增强对麻醉和手术的耐受力。

消化道肿瘤、溃疡或食管胃底静脉曲张，可继发大出血。除表现为呕血、便血外，胃肠道可潴留大量血液，失血量难以估计。

腹部手术的患者，尤其是急诊手术的患者，术前常有严重的血容量丢失，除了禁食及不感蒸发失水外，还有术前清洁洗肠、呕吐、腹泻、发热、腹腔内或肠腔内渗出及失血等。如肠梗阻时体液潴留在肠腔内有时达几升；胆囊穿孔腹膜炎，体液渗出严重者可达全身血容量的30%；急性坏死性胰腺炎的患者体液丢失更为惊人，发病后2h血浆损失可达33.3%左右，6h后可达39%。另外，手术创伤及受侵袭的脏器表面水肿等也使大量功能性细胞外液进入第三间隙。所以腹内手术时体液和血液的丢失常造成血容量显著减少。麻醉前应根据血红蛋白、血细胞比容、尿量、尿相对密度、血压、脉率、脉压、中心静脉压等指标进行评估，争取在麻醉前开始补充血容量和细胞外液，并纠正电解质及酸碱平衡紊乱，并做好大量输血的准备。如一经诊断有低血容量休克，应立即扩充血容量，尤其是失血性休克更应快速输血输液，同时必须尽快开始麻醉，决不能片面强调抗休克而延误病因根治手术。

（4）巨大腹腔内肿瘤患者，可因肿瘤挤压腹腔实质器官，严重时使膈肌上举，压迫肺，使患者通气不足；巨大肿瘤压迫下腔静脉，使回心血量减少。麻醉后肌肉松弛使压迫加重可能出现仰卧位低血压综合征。下腔静脉回流受阻可使椎管内静脉扩张瘀血，硬膜外穿刺时易发生出血和导管误入血管。过度肥胖、严重腹胀、大量腹腔积液时也可发生上述类似的病理生理改变。当术中排出大量腹腔积液，搬动和摘除巨大肿瘤时，腹内压容易骤然下降而发生血流动力学及呼吸的明显变化。因此，麻醉医师应依据病情做好防治，并避免发生缺氧、二氧化碳潴留和休克。

（5）呕吐误吸或反流误吸是腹部手术麻醉常见的死亡原因。胃液、血液、胆汁、肠内容物都有被误吸的可能。一旦发生，可导致急性呼吸道梗阻、吸入性肺炎或肺不张等严重后果，麻醉时应采取有效的预防措施。

（6）梗阻性黄疸患者的黄疸指数超过 80U 时，手术将极为危险。择期手术应争取先用经皮经肝胆管穿刺引流术（PTCD）或胆囊造瘘引流，使黄疸指数控制在 80U 以下再行彻底手术较为安全。

（二）麻醉前用药

有肝功能障碍者禁用吗啡和氯丙嗪等药物。对胆道疾病，尤其并发黄疸者，迷走神经极度兴奋，麻醉前必须给予足量阿托品以抑制其兴奋性，防止麻醉中迷走神经反射的发生。有胆绞痛者避免应用吗啡，以免使 Oddi 括约肌痉挛。精神紧张者可给氟哌啶或地西泮等安定镇静类药物。休克患者仅在全麻诱导前经静脉注射阿托品 0.2~0.5mg 即可。

（三）麻醉开始前准备

饱胃、上消化道出血及肠梗阻患者或未禁食患者，应先下胃管排除胃内液体及气体，降低胃内压力，但不能排空固体食物。脱水、低血容量休克的患者应先开放静脉，输注平衡盐液、胶体或血液。择期手术患者，经一夜禁食及不感蒸发，至少需水 500~1200mL；如术前洗肠，更可丧失水分数升；在麻醉前即应开始容量治疗。低钾血症还可在 1000mL 晶体液中加 1~3.0g 氯化钾静脉滴注。

二、麻醉方法及麻醉处理

腹部手术的麻醉选择较为复杂，以往选用连续硬膜外麻醉较多，近来由于手术种类和手术范围不断扩大，全身麻醉已呈增多趋势。

连续硬膜外麻醉具有简便、镇痛好、腹肌松弛等优点，非常适用于下腹部及盆腔手术。上腹部手术用高平面硬膜外麻醉对血流动力学及通气的影响较全身麻醉明显，特别对脱水等低血容量的患者常引起明显血压下降；如用于潜在休克患者常使血压骤降，甚至出现心搏骤停。上腹部手术的阻滞平面不宜超过 T3，否则胸式呼吸被抑制，膈肌代偿性活动增强，可影响手术操作。

此时，如再使用较大量镇痛镇静药，可显著影响呼吸功能而发生缺氧和二氧化碳潴留，甚至发生意外。硬膜外麻醉下内脏牵拉反应也较明显，手术侵袭范围广泛的患者常难以忍受，如胆囊手术发生胆心反射也较全麻时为多，造成麻醉管理忙乱。全身麻醉患者意识消失，镇痛完全，虽不能完全抑制内脏牵拉反应但患者不感到痛苦，辅助肌松药也可使腹肌松弛满意，气管内插管还可以供氧和管理呼吸。

目前可供全麻诱导和维持的药物对血流动力学的影响及气道刺激轻微，用于低血容量、休克的患者及侵袭较大的手术，麻醉管理也较为方便。腹腔内脏器官受交感神经和副交感神经双重支配，腹内手术中牵拉内脏容易发生内脏牵拉反应，发生腹肌紧张、鼓肠、恶心、呕吐和膈肌抽动，不仅影响手术操作，且易导致血流动力学急剧变化和患者痛苦。因此，椎管内麻醉平面至少高达 T4 下至 S4 才能完全消除交感和副交感神经反射，但会明显影响血流动力学稳定及呼吸功能，静脉给予哌替啶 0.5~1mg/kg 可有效减弱或消除内脏牵拉反应，但需注意呼吸抑制。如果手术侵袭范围广泛最好选择全身麻醉。腹腔手术对肌肉松弛程度的要求远远高，于其他部位手术，肌松条件不好会影响手术野或器官显露，增加手术难度。

应通过合理选择麻醉方法和麻醉药，根据手术刺激强度调节麻醉深度，为手术不同阶段创造相应的肌松条件，避免因长时间深麻醉或肌松药过量导致术后并发症。全身麻醉辅助连续硬膜外阻滞麻醉目前也广泛用于腹部手术的麻醉中，尤其适用于呼吸功能差，可减少全身麻醉和肌肉松弛药的用量，有利于及早拔除气管导管。此种麻醉方法还可用作术后镇痛。

（一）局麻浸润麻醉

该方法简单、方便，对患者血流动力学干扰较小，适用于腹壁、疝气、阑尾炎及输卵管结扎术等简单手术，也可用于严重休克、高度黄疸患者进行胆囊造瘘等急诊手术。

(二) 椎管内麻醉

包括连续硬膜外阻滞麻醉、蛛网膜下腔阻滞麻醉和脊硬联合阻滞麻醉。椎管内麻醉适用于中/下腹、盆腔手术的麻醉。其阻滞范围能包括手术所涉及的全部肌肉、内脏等神经支配。它对下腹部以下手术，能十分有效地阻断交感神经和感觉神经传导，而对上腹部及胸部手术，则难以完全阻断自主神经的脊髓上行通路。椎管内麻醉期间常需给予相应的辅助用药，且椎管内阻滞本身可能产生一些严重并发症，对患者的循环、呼吸等方面产生一定的影响。

因此，实施椎管内麻醉必须做好充分的准备，备好急救设备，预防循环、呼吸紊乱和药物毒性反应的发生。尤其是用辅助药后嗜睡的患者，麻醉处理尤应慎重。连续硬膜外阻滞麻醉适用于手术侵袭范围不大的胃、肠、胆道、子宫、卵巢等择期手术，也可用于无休克和无低血容量的急腹症手术的患者。术中使用哌替啶、地西泮或咪达唑仑等辅助用药应注意血压下降、呼吸抑制等并发症。保留硬膜外导管还可用于术后镇痛。蛛网膜下腔阻滞麻醉适用于 $2\sim3h$ 以内的下腹部、盆腔等手术。高平面阻滞对患者生理扰乱较大，且持续时间有限，所以上腹部手术麻醉多被连续硬膜外阻滞麻醉所替代。脊硬联合阻滞麻醉适用于下腹部、盆腔等手术。

此种麻醉方法综合了单纯脊麻和连续硬膜外阻滞各自突出的优点，起效快，麻醉效果确实，肌肉松弛良好，且不受手术时间的限制，目前已广泛应用。

(三) 全身麻醉

全身麻醉在技术和设备条件充分满足的情况下，麻醉效果的满意率和可控性都优于椎管内麻醉。全麻有利于术中呼吸、循环管理，满足比较复杂、侵袭范围大或长时间的手术，以及伴有严重脱水、低血容量或休克的急腹症患者手术对麻醉的要求，并能通过控制麻醉深度，维持患者循环和呼吸功能稳定。它是目前普外科手术，尤其是中上腹部手术最常采用的麻醉方式。腹部手术并存冠心病、呼吸功能不全的患者曾认为禁用全麻，适合连续硬膜外阻滞麻醉。事实上高位硬膜外麻醉常限制呼吸肌运动，不利通气，且内脏牵拉反射不能完全受到抑制，尤其一旦出现低血压，使冠状动脉灌注不足，导致心绞痛发生，而气管内麻醉可充分供氧，保证通气，改善冠状动脉血氧及维持呼吸功能。麻醉诱导及维持可选择对循环功能影响很小的药物，如依托咪酯、咪达唑仑、芬太尼、肌肉松弛药及较低浓度的吸入麻醉药，不但保证患者安全，更使手术操作顺利。对于此类患者，目前也有主张选择连续硬膜外阻滞辅助气管内全身麻醉，其优点是能发挥两种麻醉方法的长处，麻醉维持可减少各自的用药量，尤其是肌肉松弛药的用量减少，有利于患者及早恢复。但术中要注意维持血流动力学的稳定。

三、麻醉后处理

（一）术毕

若患者自主呼吸恢复良好，循环功能稳定，水、电解质和酸碱平衡紊乱基本纠正，可于清醒后拔除气管导管后送回病房。若患者全身状况差，呼吸、循环功能不稳定，应带管送入麻醉后监测治疗病房（PACU）或 ICU 进一步监护、治疗，必要时可给予呼吸支持。待患者神智完全恢复，自主呼吸时 SpO_2 和血气分析保持正常，以及循环稳定时才可送回普通病房。

（二）术后监测

根据病情术后监测重点应有所不同，如：①术前合并休克、电解质和酸碱失衡的患者，应重点监测脉搏、血压、呼吸、意识、CVP 和尿量，以及电解质和酸碱指标，必要时仍需定期行血气分析；②老年患者除常规呼吸、循环功能监测外，还应通过 ECG、胸片、BUN、CT 检查，监测重要脏器（心、肺、肾）功能。

第二节　胃肠手术的麻醉

一、胃肠疾病的病理生理

胃肠道疾病引起严重病理生理改变的为胃肠道梗阻或穿孔。如幽门梗阻时反复呕吐不能进食，造成脱水及营养障碍，且丢失大量胃酸，可导致碱中毒。肠梗阻时由于呕吐及大量体液向肠腔渗出，造成严重的水和电解质丧失、血容量减少及血液浓缩等改变。因肠壁通透性增加，肠腔内细菌容易进入门脉及腹腔，造成泛发性腹膜炎，如休克降低网状内皮系统功能，更容易引起败血症性休克及代谢性酸中毒，均要求迅速行胃肠手术以解除病因。同样，胃肠道穿孔或损伤，胃肠内容物进入腹腔，因化学性刺激和细菌感染可引起腹膜炎。溃疡病穿透血管壁还可发生严重出血，导致低血容量休克，均要求急诊手术及进行麻醉处理，诱导过程中极易发生呕吐或反流造成误吸意外。

二、麻醉选择及处理

（一）麻醉前用药

术前用药依麻醉方式和患者全身情况而定，以镇静药（地西泮、咪达唑仑）、抗胆碱药（阿托品、东莨菪碱）为常用。特殊情况时，如饱胃患者急诊手术，药物剂量应酌减，以保留自主呼吸和保护性反射，防止呕吐所致反流误吸。

（二）麻醉选择

应特别注意胃肠手术患者是否存在低血容量或感染性休克、电解质酸碱平衡紊乱；围麻醉期应注意防止呕吐所致反流误吸，选择合适的麻醉方式。

（1）连续硬膜外阻滞麻醉：胃十二指肠手术硬膜外阻滞可经 $T_{8\sim9}$ 或 $T_{9\sim10}$ 间

隙穿刺，向头侧置管，阻滞平面以 $T_4 \sim L_1$ 为宜。右半结肠切除术选用连续硬膜外阻滞时，可选 $T_{11 \sim 12}$ 间隙穿刺，向头侧置管，阻滞平面控制在 $T_6 \sim L_2$；左半结肠切除术可选 $T_{12} \sim L_1$ 间隙穿刺，向头侧置管，阻滞平面需达 $T_6 \sim S_4$；直肠癌根治术如手术需取截石位，经腹会阴联合切口，选用连续硬膜外阻滞时宜用双管法。一点取 $T_{12} \sim L_1$ 间隙穿刺，向头置管；另一点经 $L_{3 \sim 4}$ 间隙穿刺，向尾置管。先经低位管给药以阻滞骶神经，再经高位管给药，使阻滞平面达 $T_6 \sim S_4$。

（2）全身麻醉：如胃肠手术侵袭范围广，时间长，连续硬膜外阻滞麻醉难以满足手术要求，多选用气管内全身麻醉或连续硬膜外阻滞麻醉复合全身麻醉的方法。气管内全麻的优点主要体现在麻醉深度和持续时间易于控制，术中能确保足够通气和良好肌松等。全麻诱导可采用快速诱导或清醒插管（饱胃患者），维持则可采用吸入、全凭静脉、静吸复合麻醉。此外，还可采用硬膜外阻滞与气管内全麻联合的麻醉方法。在进腹探查、深部操作、冲洗腹腔及缝合腹膜时应保证足够的肌肉松弛及麻醉深度。

第三节　胆道手术的麻醉

一、胆道疾病的病理生理

胆道系统的梗阻、感染或出血均需胆道手术处理。如胆总管或肝管梗阻时，胆汁逆流进入血液，能刺激神经系统，使机体出现一系列中毒症状，如皮肤瘙痒、抑郁疲倦、血压下降、心动过缓，甚至昏迷。胆汁瘀积还使肝受累，呈弥漫性增大，功能损害时将导致凝血机制障碍及低蛋白血症等。由于胆管梗阻，胆管内压力升高，胆管扩张，可出现心律失常、血压下降。如胆管内压力超过 $30 mmH_2O$（2.9kPa）时胆汁分泌就要停止。

若感染并发化脓性阻塞性胆管炎，极易导致严重感染性休克。此时切开胆总管降低胆总管内压力，血压常很快恢复。胆囊或胆道穿孔或损伤，胆汁进入腹腔可造成化学性或感染性腹膜炎，大量体液（主要来自血浆）渗入腹腔内，严重者可达全身血容量的 30%，使病情急剧恶化。此时需大量输血、血浆代用品及液体。胆道出血常由感染、肿瘤或损伤引起，病情复杂，既有大量出血，又并发黄疸或感染，且止血困难。如正出血时手术，容易发现病变部位进行止血，但患者处于低血容量状态，又难以忍受肝叶或肝部分切除术，增加处理的困难。

此外，胆道有丰富的自主神经分布，在游离胆囊床、胆囊颈和探查胆总管时，可发生胆心反射和迷走-迷走反射，可引起反射性冠状动脉痉挛导致心肌缺血缺氧，甚至心搏骤停。胆道内压增高或做 T 型管冲洗时注射液体过快也可出现心律失常、血压下降。一般注射阿托品有减轻这种反射的作用。

阿托品可使胆囊、胆总管括约肌松弛并可抑制迷走神经反射，麻醉前及手术中可使用。吗啡、芬太尼可引起胆总管括约肌和十二指肠乳头部痉挛，而促使胆道内压上升达 300mmH_2O 或更高，持续 15~30 分钟，且不能被阿托品解除，故麻醉前应禁用。胆道手术可促使纤溶酶活性增强，纤维蛋白溶解而发生异常出血。

术中应观察出凝血变化，遇有异常渗血，应及时检查纤维蛋白原、血小板，并给予抗纤溶药物或纤维蛋白原治疗。

二、麻醉选择及处理

胆道疾病多危重尤其是急诊，化脓性阻塞性胆管炎、坏疽性胆囊炎以及胆道出血极易发生感染或失血性休克。黄疸、胆道压力增高可引起迷走神经张力增强，可产生心动过缓，手术中易发生胆心反射和迷走-迷走反射，术前或术中给予阿托品可有预防和治疗作用。

（一）麻醉前用药

术前用药阿托品可松弛胆囊、胆总管括约肌，常规成人肌内注射 0.5mg，伴有心动过缓患者可给予 1.0mg。全身情况差、反应迟钝的严重阻塞性黄疸患者，镇静剂和麻醉性镇痛药慎用或禁用。

（二）麻醉选择

（1）连续硬膜外阻滞麻醉：适用于患者一般状态较好，胆囊切除或胆囊造瘘等较简单的手术。硬膜外阻滞可经 $T_{8\sim9}$ 或 $T_{9\sim10}$ 间隙穿刺，向头侧置管，阻滞平面控制在 $T_{4\sim12}$。局部神经封闭及哌替啶静脉应用可消除牵拉痛。

（2）全身麻醉：目前胆道手术多选择全身麻醉。阻塞性黄疸常伴肝损害，应禁用对肝肾有损害的药物，如氟烷、甲氧氟烷、大剂量吗啡等。恩氟烷、异氟烷、七氟烷或地氟烷亦有一过性肝损害的报道。

第四节　胰腺手术的麻醉

一、胰腺疾病的病理生理

胰腺是具有内、外分泌功能的器官。胰头癌和十二指肠壶腹癌常要行胰十二指肠切除术。术前皆有严重梗阻性黄疸、体质衰弱及营养不良，并伴有肝功能障碍。胰腺手术侵袭范围广、时间冗长、术野渗出较多及血浆和细胞外液丢失严重，容易导致循环血容量减少、血液浓缩。必须输血输液，维持循环稳定，保护肝肾功能。必要时行中心静脉压监测，有利于指导输血补液。部分胰腺切除，应给予阿托品抑制胰腺外分泌及 20 万 U 抑肽酶静脉滴注抑制蛋白分解酶的分泌。全胰腺切除还应根据血糖给予胰岛素。合并糖尿病者，应避免使用乙醚等使血糖升高的麻醉药；术中可用果糖、山梨糖醇或木糖醇补充糖液，并监测血糖及酮体，使血糖维持在 150~200mg/dL（8.4~11.2mmol/L），必要时给予胰岛素。

急性出血坏死性胰腺炎病情凶险，死亡率高，不仅表现为胰腺的局部炎症，而且常常涉及到全身的多个脏器。常引起呕吐、肠麻痹、胰腺出血和腹腔内大量渗出。而脂肪组织分解形成的脂肪酸与血中钙离子起皂化作用引起血清钙偏低，要补充一定量的钙剂。另外，大量胰酶及有害物质被吸收入血可导致心、脑、肺、肝、肾等器官的损害，引起多器官功能障碍综合征。细菌入血后还可触发体内的单核巨噬细胞、中性粒细胞和淋巴细胞产生并释放大量内源性介质，这将加重全身损害和多器官功能障碍。急性出血坏死性胰腺炎患者常出现脉搏细速、血压下降，乃至休克。脂肪组织分解还可释放出一种低分子肽类物质，称心肌抑制因子，有抑制心肌收缩力的作用，使休克加重。早期休克主要是由低血容量所致，后期继发感染使休克原因复杂化且难以纠正。有胰腺性脑病患者可引起中枢神经系统症状，可出现感觉迟钝、意识模糊乃至昏迷等精神症状。由于腹膜炎限制膈肌运动，及血浆蛋白丢失使血浆胶体渗透压降低容易导致间质肺水肿的发生，均使呼吸功能减退，甚至出现呼吸困难综合征。肾功能障碍也是常见并发症，可用甘露醇或呋塞米进行预防。

胰岛素瘤是指胰岛 B 细胞异常增生，产生过多的胰岛素而引起的一种疾病。其特点为反复发作的空腹期低血糖综合征，空腹血糖测定均在 2.8mmol/L 以下。该肿瘤 84% 为良性，恶性占 16%。临床表现常有精神症状、饥饿、软弱无力、颜面苍白、出汗、心动过速及休克，摄入糖后可以缓解。手术摘除是最有效的治疗方法，麻醉关键在于防治肿瘤切除前血糖过低及肿瘤切除后血糖暂时性过高对机体的危害。

二、麻醉选择及处理

（一）麻醉前用药

有肝功能障碍的患者禁用吗啡，氯丙嗪等药物也应慎用。有黄疸的患者，全麻及高位硬膜外阻滞麻醉前必须给予足量阿托品或东莨菪碱，可抑制迷走神经的兴奋。精神紧张的患者可给镇静药如地西泮、咪达唑仑，术前半小时口服或入手术室后静脉注射。休克患者可在麻醉诱导前10分钟静脉注射阿托品0.2~0.3mg，硬膜外阻滞麻醉时应给予适量苯巴比妥钠药物。

（二）麻醉选择

（1）连续硬膜外阻滞麻醉：适用于简单的胰腺囊肿切除或引流等手术，硬膜外阻滞可经$T_{8~9}$或$T_{9~10}$间隙穿刺，向头侧置管，阻滞平面控制在$T_{4~12}$。

（2）全身麻醉：对病情复杂、手术时间长的胰腺手术患者多选用气管内全身麻醉或气管内全身麻醉复合连续硬膜外阻滞麻醉。麻醉诱导可采取快速诱导气管内插管，对于危重患者可选择对循环抑制轻微的麻醉药进行麻醉诱导如依托咪酯等。麻醉维持多采用静-吸复合麻醉，吸入恩氟烷、异氟烷、七氟烷、地氟烷或氧化亚氮，间断静脉注射芬太尼或持续静脉注射瑞芬太尼、舒芬太尼，维库溴铵或哌库溴铵等长效肌松药维持肌松，也可采用丙泊酚全凭静脉维持麻醉。

第五节　肝手术的麻醉

一、肝疾病的病理生理

肝是体内最重要的代谢器官，具有重要的产热功能，是各种药物、毒素等代谢的场所。肝肿瘤、损伤及各种原因引起的晚期疾病均可能需肝叶或肝部分切除手术治疗。肝组织的血液丰富，肝手术中易出血，而止血多较困难，常要阻断肝循环，常温下不得超过20分钟，低温麻醉可延长肝对缺氧的耐受时间。门脉高压症患者必须检查肝功能及与凝血功能有关的检查如出凝血时间、凝血酶原时间等，并结合临床估计病情。肝功能严重障碍、血清蛋白明显降低者，手术死亡率极高。术前准备应先改善全身状况，控制腹腔积液的产生，提高血浆清蛋白至

25~30mg/L，降低血清胆红素在 10~15mg/L 以下，凝血酶原活动度高于 40%~50%等，再行手术为宜。

二、麻醉选择及处理

（一）麻醉前用药

多数镇静、镇痛药皆需经肝代谢降解，应减量使用。全身情况较差或有肝性脑病征兆的患者，仅给予抗胆碱药（阿托品或东莨菪碱）。

（二）麻醉选择

（1）连续硬膜外阻滞麻醉：左半肝或左肝外叶切除术可采用连续硬膜外阻滞，选择 $T_{8~10}$ 椎间隙穿刺、置管，但存在镇痛、肌松不全的缺点。

（2）全身麻醉：由于肝大部分深藏在肋弓下及膈肌穹隆内，充分显露肝门需要有良好的肌松条件，特别是在右半肝、右肝后叶或更广泛肝切除时，为了使肝门能充分暴露和控制出血，有时还需行胸腹联合切口。因而临床上右半肝或广泛肝叶切除术，多选择气管插管全身麻醉或硬膜外阻滞与气管插管全身麻醉联合应用，后者可减少全麻药对肝的不利影响。麻醉药物氟烷麻醉后有极少数患者可出现肝损害，表现为氟烷性肝炎，尤其是中年、女性、肥胖或 4 周内反复吸入氟烷者多见。恩氟烷、异氟烷、七氟烷和地氟烷对肝毒性作用极小，其中异氟烷最安全。总体上，禁用对肝有害的药物，最大限度地减少麻醉性镇痛药和吸入全麻药对肝功能的影响。

第六节　门脉高压手术的麻醉

一、门脉高压症的病理生理

门脉高压症多并存严重肝功能障碍。门静脉系统是腹腔脏器与肝毛细血管网之间的静脉系统。当门静脉的压力因各种病因而高于 25cmH$_2$O 时，可表现一系列临床症状，统称门脉高压症。其主要病理生理改变为：①肝硬化及肝损害；②高动力型血流动力学改变：容量负荷及心脏负荷增加，动静脉血氧分压差降低，肺内动静脉短路和门、体静脉间分流；③出凝血功能改变：有出血倾向和凝血障碍，原因为纤维蛋白原缺乏、血小板减少、凝血酶原时间延长、第 V 因子缺乏、血浆纤溶蛋白活性增强；④低蛋白血症：腹腔积液、电解质紊乱、钠和水潴留、低钾血症；⑤脾功能亢进；⑥氮质血症、少尿、稀释性低钠、代谢性酸中毒和肝肾综合征。

二、麻醉前准备

最能危及门脉高压患者生命的紧急情况是食管曲张静脉破裂所造成的上消化道大出血，手术主要目的即在于治疗或预防食管静脉曲张破裂大出血。术前必须进行系统治疗，包括休息，高糖、高蛋白及高维生素饮食，输少量新鲜血或人体清蛋白液，以改善贫血和低蛋白血症，使血红蛋白达到 80g/L 以上，血浆总蛋白和清蛋白分别达到 60g/L 和 30g/L 以上，同时输新鲜血还可纠正出血倾向。肝硬化腹腔积液的患者常伴有水钠潴留而限制钠盐摄入，及反复抽吸腹腔积液皆可导致水及电解质紊乱，术前也需纠正。一旦并发大出血需急诊手术时，更要同时补充血容量及电解质，并保护肝功能。

三、麻醉选择及处理

肝是多种麻醉药代谢的主要场所，而多数麻醉药都可使肝血流量减少。麻醉选择与处理的主要原则是选用其最小有效剂量，使血压维持在 80mmHg 以上，否则肝将丧失自动调节能力，并可加重肝细胞损害。

（一）麻醉前用药

大量应用阿托品或东莨菪碱可使肝血流量减少，一般剂量时则无影响。镇静镇痛药均在肝内代谢，门脉高压症时分解代谢延迟，可导致药效增强、作用时间延长，故应减量或避免使用。

（二）麻醉选择

门脉高压患者手术绝大多数选择全身麻醉。

（1）麻醉药的选择：氧化亚氮在无缺氧的情况下，对肝无直接影响。氟烷使肝血流量下降约30%，部分患者术后可有GPT与BSP一过性升高，因此原有肝损害或疑有肝炎者宜禁用。恩氟烷是否存在肝损害，尚未定论，但用药后1周内GPT可上升至100U/L以上，故最好避免使用。异氟烷、七氟烷在体内降解少，对肝功能影响轻微，可考虑选用。肝损害时血浆蛋白量减少，应用巴比妥类药时，因分解代谢减缓，使血内游离成分增加，药效增强，但睡眠量巴比妥类对肝尚无影响。

氟哌利多、芬太尼虽在肝内代谢，但麻醉常用量尚不致发生肝损害，可用于门脉高压症手术的麻醉，但对严重肝损害者应酌情减量。静脉麻醉药丙泊酚、氯胺酮、咪达唑仑则均可选用。麻醉性镇痛药瑞芬太尼不经肝代谢，苏芬太尼对血流动力学影响轻微均适于门脉高压症手术的麻醉。肝硬化患者的胆碱酯酶活性减弱，使用琥珀胆碱时，其作用可增强，易发生呼吸延迟恢复；应用泮库溴铵时可无影响。

正常人筒箭毒碱可经肾和胆汁排泄，门脉高压症患者经胆汁排出减少，故禁忌大量使用箭毒类药。酯类局麻药由血浆胆碱酯酶分解，酰胺类局麻药都在肝内代谢。由于血浆内胆碱酯酶均来自肝，肝硬化患者应用局麻药可因其分解延缓，易于蓄积，故禁忌大量使用。

（2）麻醉处理要点

①维持有效循环血量：通过ECG、血压、脉搏、SpO_2、中心静脉压、尿量等的监测，维持出入量平衡，避免血容量不足或过多，预防低血压和右心功能不

全，维护肾功能。输液时不可大量使用乳酸钠林格液或生理盐水，否则钠负荷增加可导致间质性肺水肿；伴肾功能损害者尤需避免。此外，麻醉中可通过血气分析和电解质检查，及时纠正水、电解质和酸碱失衡；如有可能，宜测定血浆及尿渗透浓度，有指导价值。

②保持血浆蛋白量：低蛋白血症患者麻醉时应将清蛋白提高到 25g/L 以上，不足时应补充清蛋白，以维持血浆胶体渗透压和预防间质水肿。

③维护血液氧输送能力：需保持血容量、每搏量、血细胞比容、血红蛋白及氧离解曲线的正常。心功能正常者，为保持有效循环血量，宜使血细胞比容保持在 30%左右，以降低血液黏滞度，保证最佳组织灌流。为确保氧的输送能力，对贫血者可输浓缩红细胞。

④补充凝血因子：麻醉前有出血倾向者，应输用新鲜血或血小板。缺乏由维生素 K 合成的凝血因子者，可输给新鲜血浆。麻醉中一旦发生异常出血，应即时查各项凝血功能，做针对性处理。

⑤处理大量出血：门脉高压分流术中，出血量在 2000mL 以上者并非少见，可采用血液回收与成分输血，适量给予血浆代用品。输血输液时应注意补充细胞外液，纠正代谢性酸中毒，充分供氧及适量补钙。

⑥保证镇痛完善，避免应激反应。

第七节　肝移植手术的麻醉

一、肝移植手术的病理生理

行原位肝移植手术，阻断肝循环时可使机体主要的产热器官丧失功能，体温可急剧下降。同时大量输入库血带入体内的枸橼酸不再通过肝代谢易引起枸橼酸中毒，出现低钙血症、高钾血症、酸中毒及凝血功能障碍。当移植肝恢复功能时大量枸橼酸代谢又可导致低钾血症、代谢性碱中毒及血糖波动，所以肝移植手术时病理生理改变极为复杂，应予高度重视。

二、病情估计

原位肝移植是肝衰竭唯一治疗途径，某些肝及胆管肿瘤也为原位肝移植的适应证。尽管末期肝病的病因多种多样，但它们的发生发展有着相似的器官病理生理学。

实际上末期肝病能影响全身各器官。对全身各器官功能的评价十分重要。门静脉压大于 $10\sim12mmHg$ 为门脉高压，门脉高压是引起末期肝病一系列并发症的重要原因。门脉高压的主要发病机制是由于肝硬化改变引起的肝血管阻力增高，其次机体血管扩张和血容量增多也有一定关系。

细胞外液和电解质平衡常常有明显改变，胸腹腔积液和水肿并伴有水钠潴留，可能出现高钠血症或低钠血症。

同样，肾功能不全和应用利尿药会导致高钾血症或低钾合并低镁血症。长期肝功能不良或衰竭可能存在低蛋白血症、营养不良甚至呈现恶病质、凝血功能障碍。循环功能异常表现为高动力学状态，机体血管阻力下降，心率增快，血压正常或轻微下降，血液分布异常，重要脏器血流减少，充血性心力衰竭，及不同程度肺水肿，对儿茶酚胺的反应性降低等；相对的心功能下降可以考虑为硬化性心肌病，酒精性心肌病和未知的色素沉着病的心肌浸润；有时血流动力学改变引起末期肝病患者心排血量增加。末期肝病的呼吸系统改变主要有两大综合征，即肝肺综合征和肺门综合征。

肝肺综合征的原理是低氧血症 [吸入室内空气时，$Pa(O_2)<70mmHg$ 或 $PA(O_2)-Pa(O_2)$ 梯度差 $>20mmHg$] 合并肺内血管扩张。肺内分流是肝肺综合征的重要特征。肝肺综合征表现为卧位转为直立时血氧饱和度明显下降称为直立性低氧血症。直立性低氧血症是诊断肝肺综合征的重要依据。肝肺综合征经常在肝移植后几个月自行痊愈。但肺门高血压不能通过肝移植解决，它是门脉高压一个相对特异的并发症。

肺门高压进展迅速，严重时增加围手术期死亡率。中枢神经系统改变往往表现为肝性脑病。肝性脑病的程度在患者之间变化很大。急性肝衰竭可引起颅内高压，主要是由于脑水肿。准确评价颅内高压的情况和神经系统功能十分重要，因为颅内高压是患者无法进行肝移植的主要原因。肝病末期的许多患者合并肾功能不全。病因有原发肾疾病、急性肾小管坏死、肝肾综合征。肝肾综合征发生于严重肝疾病，肝肾综合征分为两型，其中Ⅰ型进展迅速，死亡率高，但是当肝移植后肝功能改善的同时肾功能也随之恢复；Ⅱ型较Ⅰ型进展慢，多发生于对利尿药抵抗的患者。肝病末期的患者有各种凝血异常，这些变化可能是由于围手术期凝血机制紊乱，也可能是肝病本身引起的。末期肝病患者的促凝因子和抗凝因子（蛋白 C 和蛋白 S，抗凝血酶Ⅲ）往往降低。围手术期常发生脾功能亢进引起的血小板减少，血小板功能不良和纤溶系统紊乱（纤溶酶原、α2 抗纤溶酶、因子Ⅷ水平的下降和血浆组织型纤溶酶原激活物水平的升高）。内分泌紊乱表现有葡萄糖耐量降低、继发性醛固酮增多症等。

因此这类患者麻醉及手术的危险性极大，在麻醉药物及麻醉技术选择时要慎重考虑。应做好充分的术前准备，使机体各重要脏器功能及全身状态调整到能耐受麻醉及手术的最佳状态，提高术中及术后的安全性。严重的冠心病、心功能不全和中重度肺动脉高压、未控制的感染和败血症、高度恶性肝肿瘤及转移性肝癌以及未控制的显著颅内压升高合并急性肝功衰竭者都是肝移植的禁忌证。然而，单纯 HIV 实验阳性而缺乏获得性免疫缺陷证据的病例已不是禁忌证。实际上高龄也不是肝移植的禁忌，越来越多年龄高于 65 岁的患者实行肝移植手术。

三、术前用药

麻醉前多用安定类药物及阿托品或东莨菪碱肌内注射，如有严重凝血功能障碍者应避免肌内注射，可口服给药。一般不用麻醉性镇痛药。

四、麻醉选择

均选择全身麻醉。麻醉药的选择应以对肝毒性低，不影响肝血流且有利于维持患者循环功能，组织氧合及内环境稳定为原则。应用对肝肾功能影响小的静脉麻醉药诱导，如咪达唑仑、依托咪酯、丙泊酚、硫喷妥钠等，同样各种阿片类药物，如芬太尼、舒芬太尼、阿芬太尼、瑞芬太尼也可用于肝移植。肌肉松弛药阿曲库铵或顺式阿曲库铵、维库溴胺或琥珀胆碱均可应用，但这些药之代谢产物在无肝期仍有排泄延迟。所有的吸入麻醉药都可用于肝移植。异氟烷和地氟烷最常用，尤其是异氟烷经体内分解代谢仅为 0.17%，对肝移植麻醉更为有利。避免应用对肝毒性的氟烷或肾毒性的甲氧氟烷。氧化亚氮因能引起胃肠道胀气，影响手术操作，且门脉系统开放状态或静脉旁路循环过程中有发生气栓的危险，故应避免应用。

五、麻醉中管理

维持术中循环稳定至关重要。原位肝移植按麻醉及手术过程可分为以下 4 个阶段：

（一）1 期

麻醉诱导及准备阶段。此期的关键在于平稳的麻醉诱导过程及各种必要监测，包括血流动力学监测、心电图、上肢动脉压、中心静脉压、脉搏血氧饱和度、直肠和鼻咽温及尿量连续监测、保留动脉穿刺（桡动脉）以备术中间断进行血气分析、电解质及酸碱、血糖测定及整套凝血功能测定等。为保证术中输血，需至少开放两条大的静脉通道，多在颈内、外静脉或肘部静脉置入 16～18 号导管。在麻醉诱导后即可开始应用抗生素，以便术中保持一定的血药浓度。

（二）2 期

切开皮肤至病肝切除前，亦称无肝前期。这一期主要是肝分离引起大量失血和大量输血带来的生理紊乱。门静脉、股静脉及腋静脉插管准备静-静脉转流，切除病肝。此期大约持续 4~6h。大量失血，分解代谢的酸性产物聚积，缺血的肝释放大量 K^+ 及 H^+，使血 K^+、H^+ 持续升高，血流动力学波动很大。又因大量输入库血，不能代谢的枸橼酸又加重了上述生理紊乱，发生严重的低钙血症。因此需及时处理酸碱平衡失调及离子紊乱。每输血 1000mL 可静脉滴注 5% 碳酸氢钠 30mL 及 1% 氯化钙 10mL，快速输血补液，如应用血细胞回收器（cell-saver）可大大减少输入库血带来的并发症。由于肝产热停止，大量快速输血补液，使患者体温开始下降，因此手术室温度应保持在 20℃~22℃，手术台设置保温毯，输血补液均需加温，使体温保持在 34℃ 以上，避免体温过低所致心律失常的发生。

（三）3 期（无肝期）

病肝切除至移植肝循环灌通前，此期一般持续 1~2h。血 K^+ 变化不明显，酸中毒进一步加重。在阻断门静脉和下腔静脉时，心排血量可急剧下降（>50%）。目前多采用静-静脉转流，将下腔静脉及门静脉血转至腋静脉，避免了回心血量骤减所致的血压剧降以及血液瘀滞带来的不良效应和肾损害，但却增加了气栓、血栓栓塞的可能性，及散热增多使体温进一步下降，手术开始后体温下降 0.3℃/h，而在静-静脉转流期体温下降高达 0.9℃/h，此期注意保护肾功能，持续静脉滴注"肾剂量"多巴胺可增加肾血流量，防治肝肾综合征的发生。

（四）4 期（新肝期）

移植肝血循环再通至手术结束。静-静脉转流停止，随着门静脉、腔静脉及肝动脉开放，如大量高钾性冷保存液进入循环易使血 K^+ 及 H^+ 迅速升高，引起血流动力学的剧烈波动，因此在开放肝上腔静脉时应放出含保存液的血液 200mL 左右。血流再通后肝细胞开始工作，乳酸、枸橼酸经代谢易致碱血症、低钾，因此先前纠酸不可过度。在新肝期是极不稳定的时期，约有30%的患者发生低血压，并有心动过缓。偶尔这种低血压很难纠正。

术中还应注意处理凝血功能紊乱。多数患者在术前已有凝血功能紊乱，大量出血及输血使其进一步加重。应及早处理，输入当天新鲜血、血小板和部分凝血因子。另外注意血糖调整，术中由于应激反应，血糖多升高，无须常规输糖，可间断测定血糖变化。当移植肝功能恢复后由于糖向细胞内转移及合成肝糖原，可有血糖下降，且波动很大，需持续输葡萄糖液，且需频繁监测血糖，避免血糖过高或过低。

术后多需机械通气24h，并因肝功能恢复后，术中输血等因素所致酸性产物可经代谢发生代谢性碱中毒，可将 $PaCO_2$ 维持相对高水平。

第八节　腹腔镜手术的麻醉

一、手术过程对机体的生理影响

(一) 对血流动力学的影响

腹腔镜检查和腹腔镜手术首先需建立气腹，要采用 CO_2 腹腔充气致腔内压升高可影响静脉回心血量，当气腹压力<10mmHg（1.33kPa）时可压迫腹腔脏器使其贮存血液经静脉回流，造成静脉回心血量增加。随着腹内压进一步升高使下腔静脉受压，则静脉回流受阻，导致心排血量减少，每搏指数和心脏指数明显降低。这种现象在头低位时不太明显，但头高位则出现明显的低血压。当气腹压力达15mmHg（2kPa）时外周血管阻力增高，左室后负荷增加致使心肌耗氧量增高，有发生心肌缺血、心肌梗死或充血性心力衰竭的潜在危险。腹内压升高还可引起迷走神经反射使心率减慢。因此气腹压力不应超过20mmHg（2.6kPa）。还

应注意的是向腹腔吹气时可引起心律失常，如房室分离、结性心率、心动过缓和停搏，多发于开始吹气使腹膜快速张开时，这可能与刺激腹膜牵张感受器，兴奋迷走反射有关。

（二）对呼吸功能的影响

充入腹腔的 CO_2 经腹膜吸收入血，其吸收率 30 分钟内可达 70mL/min，而 30~75 分钟达 90mL/min。该吸收率受气腹压力的影响，当腹膜毛细血管受压其血流量减少时则 CO_2 吸收量减少，但当气腹压下降腹膜毛细血管重新开放时 CO_2 吸收再度增加。由于腹腔充气膈肌抬高，肺受压造成肺顺应性降低，气道压升高，通气功能下降，使体内 CO_2 排出减少。这样可以出现高碳酸血症、酸中毒，甚至低氧血症。经腹膜吸收的 CO_2 一部分经肺排出，而未能排出的 CO_2 贮留在体内骨骼肌和骨内等处，术后逐渐排出，则有持续高碳酸血症的危险。高 CO_2 刺激中枢神经系统，增加交感活性，致心肌收缩力增加、心动过速和血压升高。然而 CO_2 直接作用又可扩张末梢小动脉，抑制心肌收缩力，诱发心律失常甚至心搏骤停。

（三）对肾功能的影响

20mmHg（2.7kPa）左右的气腹压，通过增高肾血管阻力，降低肾小球滤过压差，减少心排血量等使肾血流减少和肾小球滤过率下降，损害肾功能。

（四）其他并发症

气腹还可以引起反流、误吸及术后恶心、呕吐。CO_2 通过开口的小静脉或气腹针误注入血管可造成 CO_2 栓塞。由于操作损伤膈肌和胸膜等原因可产生气胸、纵隔积气、心包积气。CO_2 经穿刺孔进入皮下或气膜针注气于皮下可出现皮下气肿。此外还有内脏损伤、出血、胆汁漏出、腹腔感染等并发症。当采用头低脚高位时，因上腔静脉回流受阻、脑静脉瘀血，颅内压和眼内压升高。

二、麻醉选择及麻醉管理

（一）麻醉选择

（1）全身麻醉：最常用。根据上述气腹对机体的影响，选择全身麻醉较为合适。气管内插管人工通气可以充分供 O_2，在不增加潮气量的前提下增加呼吸频率造成通气增量可增加 CO_2 排出，气管内插管还可以防止反流造成的误吸。使用肌松药可以增加肺胸顺应性有利于通气，这样可能防止低氧血症和高碳酸血症。当然还防止气道压过高，避免肺损伤。麻醉诱导时避免胃充气，以减少穿刺针损伤胃的机会。应用肌松药可使气腹所致的腹腔内压相应降低，既改善了手术野的显露，也可减少气腹的不良反应。吸入麻醉药中异氟烷较为可取，因其抑制心肌和诱发心律失常作用均较轻。氟烷在高碳酸血症时易诱发心律失常。N_2O 明显增加术后呕吐的发生率，其应用尚有争议。

（2）连续硬膜外阻滞麻醉：麻醉时应注意：①要消除上腹部刺激所致的不适常需阻滞平面高达 $T_{2~4}$，这样易抑制心肌和减少静脉血回流，加重气腹对血流动力学的不良作用，迷走神经介导的心率减慢；②辅助药物剂量若偏大时，可抑制气道防护反射，加重高碳酸血症；③硬膜外阻滞不能消除 CO_2 刺激膈肌所致的肩胛部疼痛，也可发生寒战。短时间的诊断性检查（如原发性不孕的腹腔镜检查）也可采用局麻，但辅助镇痛药和镇静药剂量宜小，以保留灵敏的气道反射，以免误吸和呼吸抑制。

（二）术中监测

常用监测项目有无创血压、心电图、脉搏血氧饱和度、气道压力、末梢神经刺激器和体温等。必要时还可放置尿导管，以减少手术损伤膀胱的机会和改善术野显露，还可监测尿量。如有心肺功能障碍者，可监测直接动脉压，以便动态观察血压和做血气分析。术中必须监测 pET（CO_2），以便及时调整呼吸，维持正常血气状态，必须监测气道压，及早提示 IAP 过高。腹腔镜检查及手术虽比开腹创伤小，术后恢复快，但在术中对生理的影响却比开腹更为严重，因此需予以重视及给予完善处理，以提高其安全性。

第九节　盆腔手术的麻醉

一、盆腔手术麻醉的特点

（一）盆腔手术多为泌尿生殖器手术

包括子宫、附件、前列腺、膀胱、直肠、输尿管及盆腔肿瘤等。盆腔脏器位置较深，手术操作较困难，需良好的镇痛和肌松。

（二）盆腔脏器的交感神经

部分来自于腰交感节后纤维及 S_{2-3} 骶节和尾节发出的节后纤维；同时受 S_{2-4} 副交感节前纤维分支组成的直肠丛、膀胱丛、前列腺丛、子宫阴道丛等支配。因此盆腔脏器的手术阻滞平面达 $T_8 \sim S_4$ 时，交感和副交感神经才可同时被阻滞。牵拉盆腔脏器易发生迷走神经反射，引起心率减慢和血压下降。当浅麻醉尤其是硫喷妥钠静脉麻醉而未使用肌肉松弛药的情况下，直肠或阴道内操作可引起直肠或阴道喉反射，造成喉痉挛，应加以注意。

（三）盆腔静脉丛丰富

一旦出血止血困难，因此对于侵袭较大的盆腔手术应做好应对大出血的准备。

（四）盆腔手术还应注意特殊体位

如头低位、截石位对呼吸循环的影响，注意预防由于长时间对肢体的压迫带来的神经肌肉损伤。

（五）妇科患者多系中老年患者

常合并多种疾病，如高血压、冠心病、糖尿病、慢性支气管炎或继发贫血、低蛋白血症和电解质紊乱等，麻醉前应予治疗和纠正。

二、麻醉选择及麻醉处理

（一）麻醉前用药

可选择抗胆碱药、苯二氮卓类及巴比妥类药作为麻醉前用药。

（二）麻醉选择

（1）椎管内麻醉：盆腔手术一般多选择连续硬膜外阻滞和腰麻–硬膜外联合阻滞麻醉。连续硬膜外阻滞或腰麻–硬膜外联合阻滞麻醉可选择一点穿刺法或两点穿刺法。一点穿刺法可经 L_{2-3} 间隙穿刺，连续硬膜外阻滞麻醉时可直接向头侧置管，腰麻–硬膜外联合阻滞麻醉时先注药行腰麻后再向头侧置管。经腹手术阻滞平面达 $T_8 \sim S_4$，经会阴手术阻滞平面达 $T_{12} \sim S_4$。两点穿刺法，其中一点可选择 $T1_2 \sim L_1$ 间隙穿刺，向头侧置管；另一点经 L3 ~ 4 间隙穿刺，或先行腰麻后再向尾侧置管，连续硬膜外阻滞麻醉时，直接向尾侧置管，维持麻醉时，可经硬膜外导管两点交替给药，阻滞平面控制在 $T_6 \sim S_4$，适用于盆腔恶性肿瘤扩大根治手术。

（2）对于有椎管内麻醉禁忌证者，手术侵袭范围较广，手术时间较长，或并存有多种疾病的患者应选择全身麻醉。全身麻醉应达到一定深度，且需良好的肌松。根据患者的全身状态选择全身麻醉诱导及维持药物。

参考文献

[1] 王征. 临床普通外科疾病诊治[M]. 北京:科学技术文献出版社,2018.

[2] 李海靖. 实用普通外科疾病治疗学[M]. 上海:上海交通大学出版社,2018.

[3] 王杉. 外科与普通外科[M]. 北京:中国医药科技出版社,2014.

[4] 郭森,林江,杨晓丽,等. 普通外科微创技术[M]. 北京:科学技术文献出版社,2014.

[5] 高志清. 普通外科临床经验手册[M]. 北京:人民军医出版社,2014.

参考文献

[1] 王征．临床普通外科疾病诊治[M]．北京:科学技术文献出版社,2018.

[2] 李海靖．实用普通外科疾病治疗学[M]．上海:上海交通大学出版社,2018.

[3] 王杉．外科与普通外科[M]．北京:中国医药科技出版社,2014.

[4] 郭森,林江,杨晓丽,等．普通外科微创技术[M]．北京:科学技术文献出版社,2014.

[5] 高志清．普通外科临床经验手册[M]．北京:人民军医出版社,2014.